Dr. med. Franziska Stengel

Heitere Gedächtnis-Spiele 3

Training zur geistigen Konzentration

Kopiervorlagen/Overheadfolien

Gesamtlektorat: Dr. med. Sabine Ladner-Merz
Bewegungsbausteine: Gordan Merz
Computer-Grafik: Dipl. - Ing. Uwe Merz
Umschlaggestaltung und Grafik: Ulrike Haas

Abb. KV 9 und OH-Folie: © Foto Geiger, Flims-Waldhaus
Abb. KV 65 und OH-Folie:
Mit freundlicher Genehmigung der Firma Victorinox, Ibach

Zu diesem Werk gehören:
Trainerhandbuch (ISBN 3-929317-78-8)
Hörübungen MC (ISBN 3-929317-77-x)
Hörübungen CD (ISBN 3-929317-20-6)
Begleitheft für Therapie und Pflege (ISBN 3-929317-24-9)
Übungsbuch A (3-929317-21-4)
Übungsbuch B (3-929317-22-2)
Übungsbuch C (3-929317-23-0)

Die Deutsche Bibliothek - CIP-Einheitsaufnahme
Stengel, Franziska: Heitere Gedächtnisspiele 3 / Franziska Stengel. - Stuttgart : Memo-Verl. Ladner. Kopiervorlagen für die Gruppenarbeit. / 1997
ISBN 3-929317-79-6

Printed in Germany
Gedruckt von Wilhelm Röck, Weinsberg
ISBN 3-929317-79-6

Allgemeine Hinweise

Um die Durchführung von Kursen in Gedächtnistraining zu erleichtern, wurden diese Kopiervorlagen im Großdruck entwickelt.

Acht farbige Overhead-Folien ermöglichen die effektive Durchführung von Bildspielen, also Übungen für die visuelle Wahrnehmung und das Sehgedächtnis.

Kopiervorlagen sind neben dem Trainerhandbuch und der Tonkassette bzw. Compact-Disc für Hörübungen Teil des Medienpaketes für das Gedächtnistraining in Gruppen.

Sie ermöglichen die Erstellung von qualitativ hochwertigen Kopien für die eigene Gruppenarbeit und können bei Bedarf noch weiter vergrößert werden (z.B. auf DIN A 3 - Format).

Die Anwendung der einzelnen Arbeitsblätter innerhalb der einzelnen Spielrunden ist im Trainerhandbuch beschrieben.

Theorie- und Bewegungsbausteine können an beliebiger Stelle in das Trainingsprogramm eingebaut werden.

Eine genaue Erklärung der auf den Kopiervorlagen verwendeten Abkürzungen findet sich ebenfalls im Trainerhandbuch.

Auf den folgenden Seiten sind genaue Hinweise darauf verzeichnet, an welcher Stelle des Trainerhandbuches die entsprechende Übung mit ausführlicher Lösung zur jeweiligen Kopiervorlage zu finden ist.

Übersicht der Kopiervorlagen und ihre Lösungen

Übersicht der Kopiervorlagen und ihre Lösungen

Übersicht der Kopiervorlagen und ihre Lösungen

Übersicht der Kopiervorlagen und ihre Lösungen

Übersicht der Kopiervorlagen und ihre Lösungen

Übersicht der Kopiervorlagen und ihre Lösungen

Übersicht der Kopiervorlagen

Kopiervorlage Nr.		Trainerhandbuch Seite
Theoriebausteine		
67	Theoriebaustein 1	25
68	Theoriebaustein 2	26
69	Theoriebaustein 3	27
70	Theoriebaustein 4	28
71	Theoriebaustein 5	29
72	Theoriebaustein 6	30
73	Theoriebaustein 7	31
74	Theoriebaustein 8	32
75	Theoriebaustein 9	33
76	Theoriebaustein 10	34
77	Theoriebaustein 11	35
78	Theoriebaustein 12	36
Bewegungsbausteine		
79	Bewegungsbaustein 1	235
80	Bewegungsbaustein 2	236
81	Bewegungsbaustein 3	237
82	Bewegungsbaustein 4	238
83	Bewegungsbaustein 5	239
84	Bewegungsbaustein 6	240
85	Bewegungsbaustein 7	241
86	Bewegungsbaustein 8	242
87	Bewegungsbaustein 9	243
88	Bewegungsbaustein 10	244
89	Bewegungsbaustein 11	245
90	Bewegungsbaustein 12	246

1. **Zuordnen - Variation:** Tiere und ihre Laute **K • W • R**

a) Wie nennt man das Erzeugen von Lauten bei folgenden Tieren?
Beispiel: Pferde ? (wiehern)

1) Katzen ________________________
2) Gänse ________________________
3) Löwen ________________________
4) Schweine ________________________
5) Tauben ________________________

b) Umgekehrt - welches Tier erzeugt folgende Lauterzeugung?
Beispiel: ? wiehern (Pferde)

1) ________________________ trompeten
2) ________________________ röhren
3) ________________________ krächzen
4) ________________________ schlagen
5) ________________________ klappern

c) Zuordnen - welche Lautäußerung gehört zu welchem Tier?

1 Kolibris	a blöken	1 /______
2 Pfauen	b zischen	2 /______
3 Ziegen	c schwirren	3 /______
4 Schlangen	d zirpen	4 /______
5 Grillen	e meckern	5 /______
6 Schafe	f kreischen	6 /______

2. Wort im Wort K • W • R

Ein Tier im andern - welche Tiere erkennen Sie in den genannten?
Bitte unterstreichen Sie! *Beispiel: Pfauenauge*

a) Giraffe
b) Hammerhai
c) Walross
d) Spitzmaus
e) Ameise
f) Heuler
g) Weberknecht
h) Dasselfliege

3. Überlegensfragen K • W • F • R

a) Das Gehirn wächst auch nach der Geburt weiter. Der Schädel jedoch besteht aus hartem, unnachgiebigem Knochen. Wodurch wird das Mitwachsen des knöchernen Schädels möglich?

b) Wie kann Sauerstoff transportiert werden?

c) Wie lautet das Sprichwort, das ein „Kamel“ mit einem Nadelöhr in Verbindung bringt? Welcher Verständnisfehler liegt diesem Sprichwort zugrunde?

4. Homonymstecker

K • W • M • R

Wer oder was ist gemeint?

Der erste und höchste klingt gleich
einem Gebirgsstock in afrikanischem Reich.
Auch ein Gewebe glatt und weich
und ein Kartenwerk kann ebenso lauten.
Ein griechischer Halbgott
stützt Teile von Bauten.

Lösung: ______________________________

5. Hörübung

K • W • F • M • R

Erkennen Sie die einzelnen Geräusche?

Geräusch 1: ______________________________

Geräusch 2: ______________________________

Geräusch 3: ______________________________

Geräusch 4: ______________________________

Geräusch 5: ______________________________

Geräusch 6: ______________________________

Was haben diese Geräusche gemeinsam?

______________________ ______________________

______________________ ______________________

______________________ ______________________

______________________ ______________________

6. Zweierauswahl **K • M • R**

Überlegen und entscheiden Sie, welche der folgenden Aussagen richtig oder falsch sind.

a) Der Koalabär ist ein Beuteltier. richtig / falsch

b) Zu Beginn der Sommerzeit muß man die Uhr vorstellen. richtig / falsch

c) Eineiige Zwillinge sind immer gleichgeschlechtlich. richtig / falsch

d) Wale haben niemals Steißgeburten. richtig / falsch

e) Bienen sterben nach jedem Stich. richtig / falsch

f) Die Brillenschlangen (Kobras) indischer Flötenspieler richten sich nach dem Takt der Musik. richtig / falsch

g) Bei einer Mondfinsternis wirft der Mond seinen Schatten auf die Erde. richtig / falsch

7. Summenrätsel **K • W • R**

Welche Tiere sind blau und / oder tragen die Farbe „Blau“ in ihrem Namen? *Beispiel: Blaumeise, Eisvogel ...*

8. Bildspiel

K • W • F • R

Welche Blumen wachsen auf dieser Frühlingswiese?

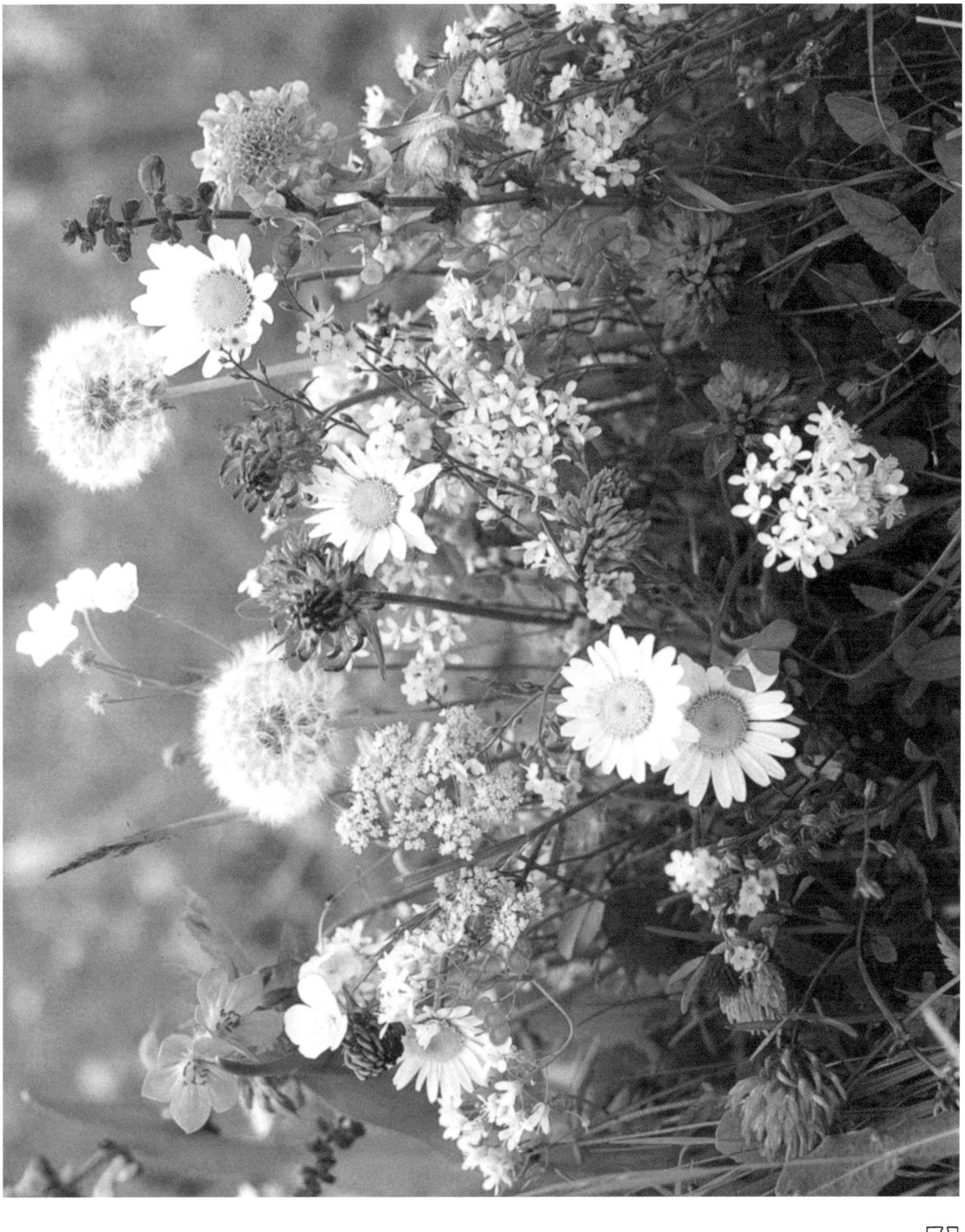

9. Sprichwörter mit Tieren K • W • F • M • R

Überlegen Sie, wie die umschriebenen Sprichwörter richtig lauten.

Beispiel: In Notzeiten ernährt sich der Satan von Hautflüglern.
Lösung: In der Not frißt der Teufel Fliegen.

a) Wenn es ein Grautier gut hat, tanzt es auf gefrorenem Wasser.

Lösung: ____________________

____

b) Nachkommen von Wölfen, die oft ihre Stimme gebrauchen, benutzen ihr Gebiß nicht.

Lösung: ____________________

____

c) Untergehende schwimmende Vehikel werden von Nagern allein gelassen.

Lösung: ____________________

____

d) Kleine Nager sind froh, wenn ihre Fresser weg sind.

Lösung: ____________________

____

e) Wenn ein Hausvogel seine Stimme ertönen läßt, deutet dies auf eine Änderung der Umgebungsbedingungen hin - oder auch nicht.

Lösung: ____________________

____

1. Summenrätsel K • W • F • R

Welche Wörter oder Begriffe werden mit einem „Auge“ in Verbindung gebracht?

Beispiel: Pfauenauge, Auge des Wirbelsturms ...

2. Überlegensfragen K • W • F • R

a) Wozu ist die Tragstarre gut?

b) Warum nützen sich compact-discs (CD-Schallplatten) nicht ab?

c) Wie häufig werden im Durchschnitt Zwillinge geboren, wenn man 1000 Geburten betrachtet?

3. Palindrom K • W • M • R

Wie lautet das umschriebene Wort, das von vorne nach hinten und von hinten nach vorne gelesen einen Sinn ergibt?

Wer vom Altersgelde lebt
oder vom Kapital,
dem ist' s,
links oder rechts gelesen,
jegliches egal.

Lösung:______________________________

4. Zuordnen K • M • R

Ordnen Sie die Tierlaute den dazugehörenden Tieren zu.

1	winseln	a	Hummeln	1/_____
2	quaken	b	Wölfe	2/_____
3	krächzen	c	Hunde	3/_____
4	grunzen	d	Murmeltiere	4/_____
5	summen	e	Frösche	5/_____
6	pfeifen	f	Nachtigallen	6/_____
7	heulen	g	Krähen	7/_____
8	schlagen	h	Schweine	8/_____

5. Geruchs- und Geschmacksübung K • W • F • M • R

Kosten Sie von den angebotenen Geschmacksproben. Riechen und schmecken Sie in aller Ruhe. Kauen Sie intensiv und lange und nehmen Sie sich für das Erfassen aller Sinnesqualitäten genügend Zeit.
Welche Lebensmittel befinden sich auf den numerierten Tellern?
Beschreiben Sie Geschmack und Geruch des jeweiligen Lebensmittels.

Teller 1: ______________________________

Geschmack: ______________________________

Geruch: ______________________________

Teller 2: ______________________________

Geschmack: ______________________________

Geruch: ______________________________

Teller 3: ______________________________

Geschmack: ______________________________

Geruch: ______________________________

Teller 4: ______________________________

Geschmack: ______________________________

Geruch: ______________________________

Teller 5: ______________________________

Geschmack: ______________________________

Geruch: ______________________________

6. Combi **K • W • M • R**

Alle Lösungswörter der Fragen a) bis e) beginnen mit demselben Buchstaben.

a) Ein altes Mittel gegen Fieber und Herzrhythmusstörungen: ______________

b) Pomeranzen, Pampelmusen, Mandarinen und Orangen sind? ______________

c) Wie lautet das chemische Zeichen für Kupfer? ______________

d) Wie hieß der schwedische Astronom, der 1742 eine Temperaturskala einführte, bei der der Abstand zwischen Gefrier- und Siedepunkt des Wassers in 100 gleiche Teile unterteilt ist? ______________

e) Wie heißt der in bauchigen, strohumhüllten Flaschen abgefüllte italienische Wein? ______________

7. Pseudoanagramm **K • W • R**

Welche Wörter lassen sich aus dem gegebenen Wort ohne Buchstabenumstellungen bilden?

a) BEIEINANDERSEIN

Bei, Ei, ______________ ______________

______________ ______________

b) LEIDENSCHAFT

______________ ______________

______________ ______________

8. Sprichwörtersalat

K • W • F • M • R

Im folgenden „Sprichwörtersalat“ sind jeweils zwei verschiedene Sprichwörter enthalten. Wie lauten sie?

Beispiel: Eine Krähe macht noch keinen Sommer.
Sprichwort 1: Eine Krähe hackt der anderen kein Auge aus.
Sprichwort 2: Eine Schwalbe macht noch keinen Sommer.

a) Wer andern eine Grube gräbt, wird Sturm ernten.

Sprichwort 1: ______________________________

Sprichwort 2: ______________________________

b) Kein Meister krümmt sich beizeiten.

Sprichwort 1: ______________________________

Sprichwort 2: ______________________________

c) Wie die Alten sungen, so schallt es zurück.

Sprichwort 1: ______________________________

Sprichwort 2: ______________________________

d) Hunger ist der Beste vom Stamm.

Sprichwort 1: ______________________________

Sprichwort 2: ______________________________

e) Die Katzen verlassen das sinkende Schiff.

Sprichwort 1: ______________________________

Sprichwort 2: ______________________________

f) Freunde in der Not verderben den Brei.

Sprichwort 1: ______________________________

Sprichwort 2: ______________________________

1. Pseudoanagramm K • W • R

Welche Wörter lassen sich ohne Umstellung der Buchstabenreihenfolge aus folgenden Wörtern herauslesen?

Beispiel: WASSER *Lösung: Was, Ass, aß, Asse, er*

a) RINDERFETT:

Rind, in, ______________________

____

____

b) TRANSPORTSCHIFF:

Tran, an, ______________________

____

____

2. Unterschiede K • W • F • M • R

Worin liegt der wesentliche Unterschied zwischen

Beispiel: Baumwolle und Schafwolle?

*Lösung: In der **Herkunft**.*

Baumwolle ist pflanzlichen, Schafwolle tierischen Ursprungs.

a) Trab und Galopp?

____

____

b) stark und heftig?

____

____

3. Kurzstecker K • W • F • M • R

Wer oder was ist gemeint?

Löffel hat er -
doch mit ihnen ißt er nicht.
Seine Blume nicht nach Rosen riecht.
Eines alten Festes wegen
soll der Säuger sogar Eier in Verstecke legen.
Flucht ist häufig sein Panier,
hat er doch der Beine vier,
die man wie Sportwettbewerbe nennt -
und dies nicht nur, wenn er rennt.

Lösung:______________________________

4. Überlegensfragen K • W • F • M • R

a) Wenn man wegen unliebsamen Stechens eine Mücke erschlägt, hat man dann ein Männchen oder ein Weibchen erwischt?

b) Warum ist man nach dem Essen müde?

c) Bei welchen Tieren brütet das Männchen die Jungen aus?

5. Hörübung

K • W • F • M • R

Erkennen Sie die einzelnen Geräusche?

Geräusch 1: ______________________

Geräusch 2: ______________________

Geräusch 3: ______________________

Geräusch 4: ______________________

Geräusch 5: ______________________

Geräusch 6: ______________________

Was haben diese Geräusche gemeinsam?

______________________ ______________________

______________________ ______________________

______________________ ______________________

______________________ ______________________

Welche Geräusche treten in diesem Zusammenhang noch auf?

______________________ ______________________

______________________ ______________________

______________________ ______________________

______________________ ______________________

______________________ ______________________

______________________ ______________________

______________________ ______________________

______________________ ______________________

6. Assoziationen

K • W • M • R

a) Welcher Begriff paßt zu den genannten Wörtern?

1) Feder - Schiff - Schleswig-Holstein: ______________

2) Kartenspiel - Presseerzeugnis - Baum - Spinat: ______________

3) Fels - Fisch - Handarbeit - Kompaß: ______________

b) An welche Begriffe denken Sie, wenn Sie folgende Wörter hören?

1) Hut:

______________ ______________

______________ ______________

______________ ______________

______________ ______________

2) Riese:

______________ ______________

______________ ______________

______________ ______________

______________ ______________

3) Kirschbaum:

______________ ______________

______________ ______________

______________ ______________

______________ ______________

7. Aufträge K • W • F • M • R

Hier sind Wörter umschrieben, in denen Befehle mit Tieren und Pflanzen versteckt sind.

Beispiel: Ein Friedensvogel soll bestimmte Gesichtsmuskeln bewegen.
*Lösung: **Lach! Taube** ergibt die **Lachtaube***

a) Ein Fisch soll die Arbeit von Ärzten verrichten.

Lösung: ____________________

b) Segne und heile mit fetthaltiger Paste das Hühnererzeugnis!

Lösung: ____________________

c) Ein Pfad soll harren.

Lösung: ____________________

d) Eine schmerzerzeugende Pflanze soll Sauerstoff hitzig verbrauchen.

Lösung: ____________________

e) Ein kleines, langes wirbelloses Tier soll leuchten.

Lösung: ____________________

f) Eine wohlschmeckende Pfahlwurzel soll eine Schuld tilgen.

Lösung: ____________________

g) Ein männliches Reh soll hüpfen.

Lösung: ____________________

h) Eine mit Stacheln besetzte Blume soll hinaufsteigen.

Lösung: ____________________

8. Bildspiel

K • W• R

Von welcher Pflanze stammen die abgebildeten Dornen?

a) Von einem Kaktus
b) Von einer Buschrose
c) Von einer Palme

Lösung: ________________________________

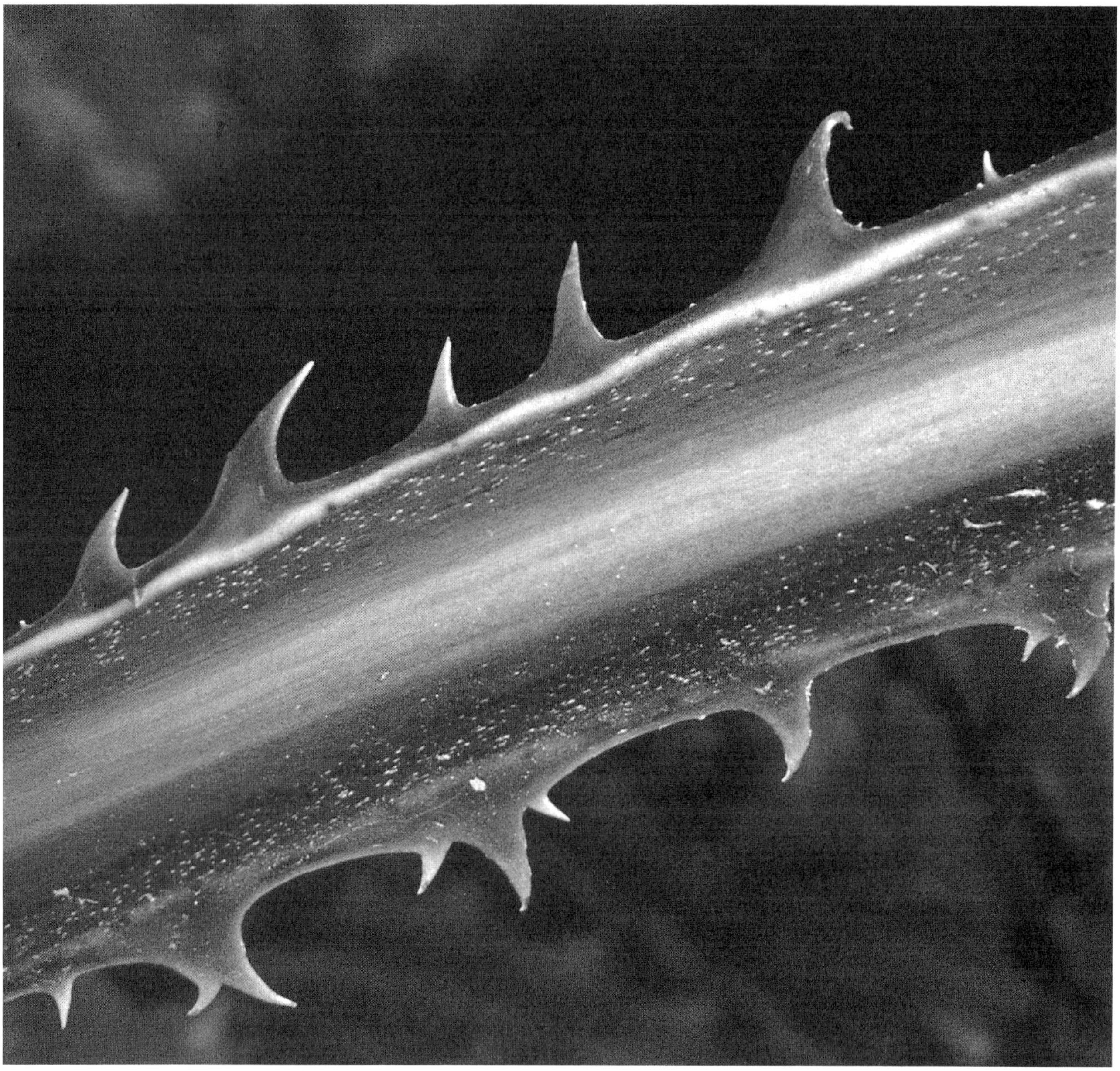

1. Summenrätsel K • W • R

Was kann man alles „ziehen"?

Zähne, Schlüsse ______________ ______________

______________ ______________

______________ ______________

______________ ______________

______________ ______________

______________ ______________

______________ ______________

______________ ______________

2. Zweierauswahl K • M • R

Sind die folgenden Behauptungen richtig oder falsch?

a) Die Erde dreht sich von West nach Ost. richtig / falsch

b) Beim freien Fall ist man vor dem Aufschlag am Boden schneller als beim Fallbeginn. richtig / falsch

c) Elefanten sind Pflanzenfresser. richtig / falsch

d) Ein Linkshänder rührt gewöhnlich entgegen dem Uhrzeigersinn. richtig / falsch

e) Der Siedepunkt des Wassers an einem bestimmten Ort ist um so höher, je höher dieser Ort liegt. richtig / falsch

f) Die Geschwindigkeit des großen Uhrzeigers ist an seiner Spitze am größten. richtig / falsch

g) Die Ozonschicht schützt vor ultravioletter Strahlung. richtig / falsch

3. Homonymstecker K • W • M • R

Wer oder was ist gemeint?

Vom Kreisumfang ist es ein Teil.
Gemeinsam kommt es vor mit Pfeil,
Ob rund, spitz oder in Hufeisenform,
an Gebäuden findet es sich nach Architektennorm.
Für Papier ist er ein gewohntes Maß.
Wenn man etwas nicht mag,
bauscht man es um das.
Steht er hinter Mandel beim Essen,
gehört 's gewiß zu süßen Delikatessen.

Lösung:____________________________

4. Zuordnen K • M • R

Welche zwei Begriffe für dasselbe Tier gehören zusammen?

1	Fohlen	a	Imme	1/_____
2	Truthahn	b	Gockel	2/_____
3	Erpel	c	Wildschwein	3/_____
4	Hirschkuh	d	Füllen	4/_____
5	Hahn	e	Enterich	5/_____
6	Füchsin	f	Puter	6/_____
7	Biene	g	Fähe	7/_____
8	Keiler	h	Hindin	8/_____

5. Hörübung

K • W • F • M • R

Hören Sie nun zwei Geräuschkulissen.

a) Szene 1:
Was geht hier vor sich?

Welche Tätigkeiten hören Sie?

b) Szene 2:
Wo wurden diese Geräusche wohl aufgenommen?

Welche Geräusche und Tierlaute hören Sie?

Beschreiben Sie eine Landschaft, in der man solche Geräusche hören kann. Welche Empfindungen haben Sie beim Hören von Szene 2?

6. Überlegensfragen K • W • F • M • R

a) Wovon ernähren sich die Bartenwale?

_______________ _______________

_______________ _______________

b) Warum heißt „Kautschuk“ auf indianisch „Weinender Baum“?

_______________ _______________

_______________ _______________

7. Wortpaare - Stabreime K • W • F • M • R

Wie lauten die umschriebenen Stabreim-Redensarten?

Beispiel: Begeistert und lodernd *Lösung: Feuer und Flamme*

a) Besonders starr und hochmütig

Lösung: _______________

b) Besonders ängstlich sich bewegen und mutlos sein

Lösung: _______________

c) Ohne Fessel und freimütig

Lösung: _______________

d) Sehr erschöpft und ohne Kraftreserven

Lösung: _______________

e) Überirdische und unterirdische Gegensätze

Lösung: _______________

8. Bildspiel

K • W • R

In welcher Stadt steht dieses Bauwerk?
Zu welchem Gebäudekomplex gehört es?
Kennen Sie den Namen dieser Kathedrale?

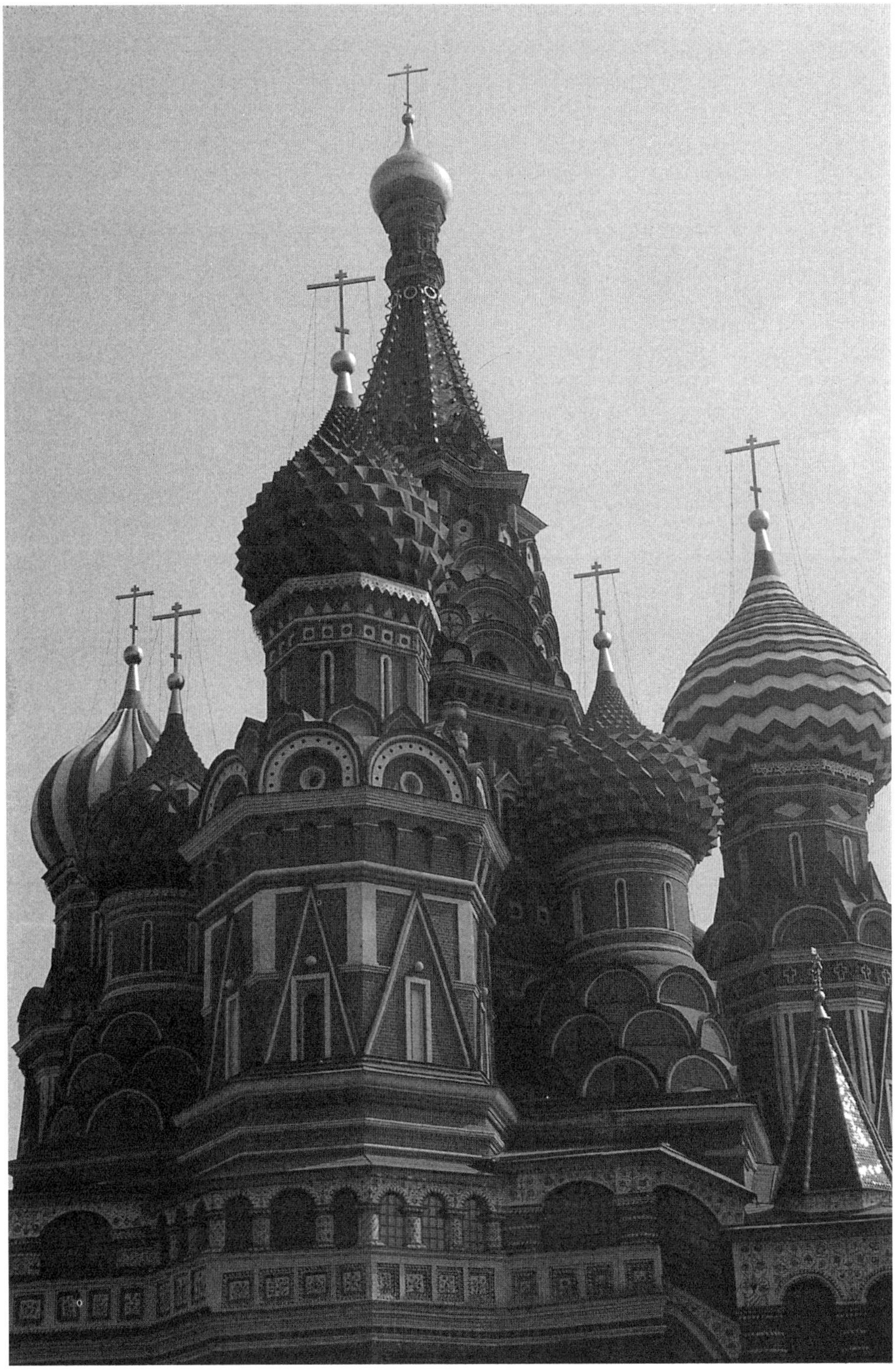

1. Sprichwörter ergänzen K • W • F • M • R

a) Gegeben ist jeweils der Anfang eines Sprichwortes.
Ergänzen Sie den zweiten Teil.

1) Wo viel Licht ist -

____

2) Wer Wind sät -

____

3) Wer einmal lügt -

____

4) Was du nicht willst, das man dir tu -

____

b) Ergänzen Sie nun umgekehrt den ersten Teil der genannten Sprichwörter.

1) ______________________________
- da ist kein Richter.

2) ______________________________
- so wird dir aufgetan.

3) ______________________________
- so schallt es heraus.

4) ______________________________
- kann ja noch werden.

2. Umschreibungen K • W • M • R

Welche Gemeinsamkeit haben folgende Begriffe?

Gesucht wird

a) ein Kehlkopfvorsprung, der besonders bei Männern ausgeprägt ist.

Lösung: ____________________

b) ein Herrscherzeichen mit Kugelgestalt und Kreuz.

Lösung: ____________________

c) eine andere Bezeichnung für Pferdekot.

Lösung: ____________________

d) eine andere Bezeichnung für „Kartoffel".

Lösung: ____________________

Es handelt sich um ____________________, die keine sind.

3. Wortgerüst K • W • M • R

Wie lautet das gesuchte Wortgerüst aus Mitlauten?

a) Mit „A" - Aufpasser und Hüter, ________ A ________

b) mit „E" haben es alle Güter. ________ E ________

c) Bei „I" Gäste gern gesehen sind, ________ I ________

d) ein freundliches mit „O" gewinnt. ________ O ________

Gesuchtes Wortgerüst: ____________________

4. Geruchs- und Geschmacksübung K • W • F • M • R

Jeder Teilnehmer erhält drei Tassen mit verschiedenen Kräutertees. Zunächst soll mit Hilfe des Geruchssinnes die jeweilige Teesorte bestimmt und notiert werden.
Danach kosten die Teilnehmer alle drei Teesorten.
Stimmen die mittels des Geruchs getroffenen Lösungen mit der Geschmacksprobe überein?

Tasse 1: ______________________

Tasse 2: ______________________

Tasse 3: ______________________

5. Summenrätsel K • W • R

Es gibt viele Sorten von Wasser. Welche kennen Sie?
*Beispiel: **Salz**wasser, **Gold**wasser ...*

6. Combi **K • W • M • R**

Alle Lösungswörter der Fragen a) bis e) beginnen mit demselben Buchstaben.

a) Womit atmen Schnecken, Muscheln und Krebse? ____________________

b) Wie heißen die Längsfäden beim Weben? ____________________

c) Wie heißen die Gebietsherrscher, die seit dem 12. Jahrhundert den Römischen König wählten? ____________________

d) Wie heißt die größte griechische Insel? ____________________

e) Wie nannte man im Mittelalter das Notierholz, auf dem Markierungen für zu leistende Zahlungen angebracht wurden? ____________________

7. Allzuwörtlich **K • W • F • M • R**

Gesucht sind Tiere, in deren Namen Pflanzen enthalten sind.
Dabei sollen die gegebenen Begriffsumschreibungen ganz wörtlich genommen werden.

Beispiel: Gesucht ist ein Greifvogel, der Baumfrüchte vor sich hat.
Lösung: Eichel-Häher, Eichelhäher.

a) Gesucht sind Tiere, die getrocknete Halme in Aufregung versetzen.

Lösung: ____________________

b) Gesucht wird ein eierliefernder Vogel an einem kurzen Weinstock.

Lösung: ____________________

c) Gesucht wird ein wirbelloser Erdbewohner, der Baumaterial liebt.

Lösung: ____________________

8. Bildspiel

K • W • F • R

Welchem Zweck diente dieses Behältnis?

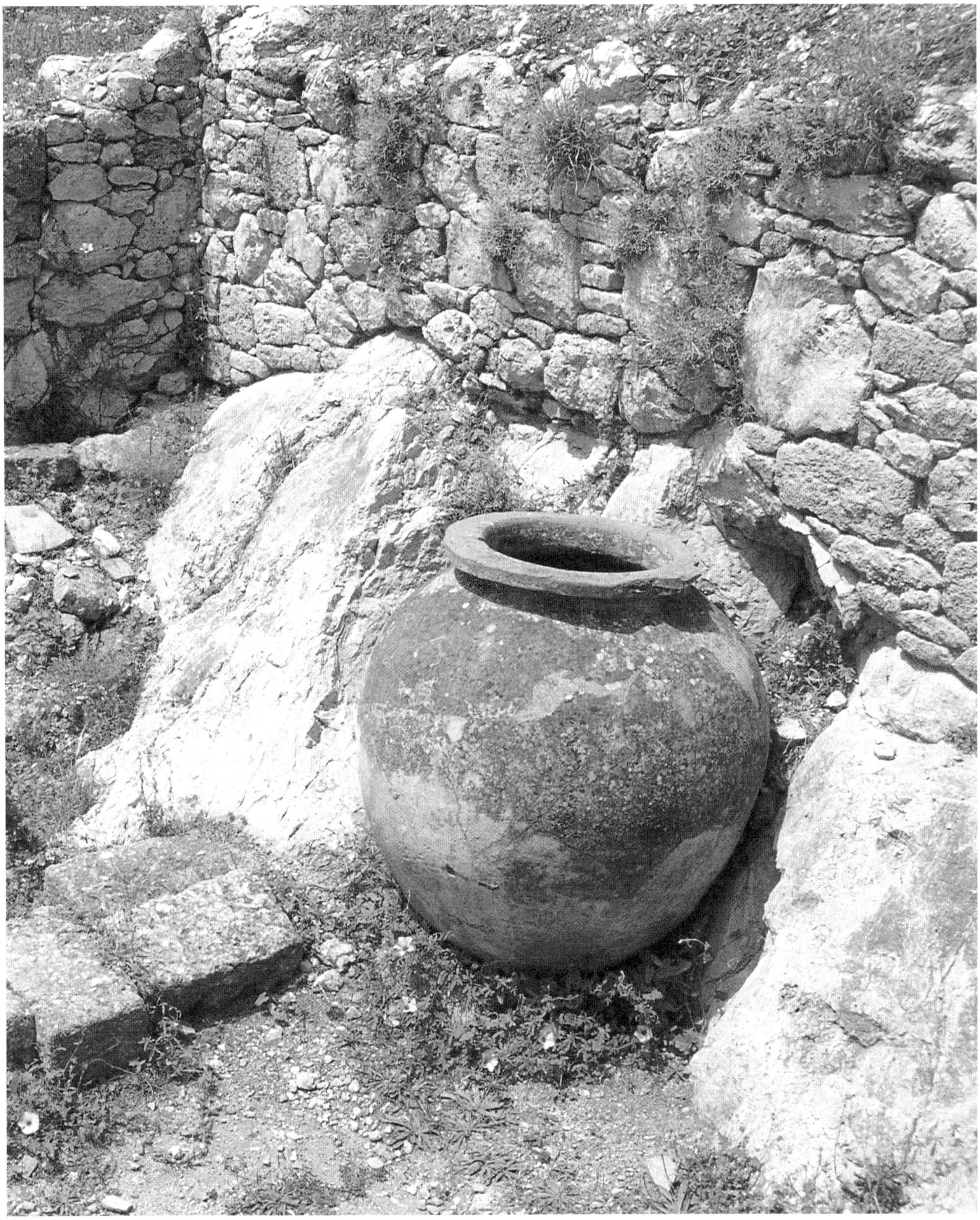

1. Summenrätsel **K • W • R**

In welchen Begriffen und Zusammenhängen begegnet Ihnen die Zahl „vier“?

Beispiel: Vierblättriges Kleeblatt, Tetraeder, vier Kartenfarben ...

______________________ ______________________

______________________ ______________________

______________________ ______________________

______________________ ______________________

______________________ ______________________

2. Dreierauswahl **K • M • R**

Welche der Antworten 1), 2) oder 3) ist richtig?

a) Ein „Tintenfisch“ (Sepia) ist ein
1) Fisch 2) Kopffüßer 3) Manteltier

b) Was las Aschenbrödel?
1) Erbsen 2) Linsen 3) Bohnen

c) Welcher Erdteil ist der kleinste?
1) Antarktis 2) Europa 3) Afrika

d) Was frißt ein Koala?
1) Bambus 2) Eukalyptus 3) Maulbeerblätter

e) Wer schlägt?
1) Die Nachtigall 2) Der Specht 3) Die Taube

f) Welcher der genannten Stoffe hat im Vergleich den höchsten prozentualen Anteil an der unbehandelten Kuhmilch?
1) Fett 2) Zucker 3) Eiweiß

Lösungen: a) / ____, b) / ____, c) / ____, d) / ____, e) / ____, f) / ____

3. Wort im Wort K • R

Welche Körperteile verstecken sich in den folgenden Wörtern?
Bitte unterstreichen Sie! *Beispiel: Klippe*

a) Hammerfest
b) Dachbalken
c) Armut
d) Schwangerschaft
e) Drachen
f) Kürzungen
g) Orplid
h) Wasserspeicher

4. Überlegensfragen K • W • F • R

a) Was versteht man unter einer Achillesferse?

______________________________ ______________________________

______________________________ ______________________________

b) Wie entstehen Seifenblasen?

______________________________ ______________________________

______________________________ ______________________________

5. Doppelsinn - Homonym K • W • M • R

Welcher Begriff ist gesucht?

Du findest sie am Geigenbogen.
Du fühlst dich zu etwas Entferntem hingezogen.
Sie binden den Muskel auf bestimmte Weise.
Sie scheiden ein Stück vom andern im Kreise.

Lösung:____________________________________

6. Hörübung

K • W • F • M • R

Hören Sie nun zwei Geräuschkulissen.

a) Szene 1:
Was geht hier vor sich?

Wie entstehen die Geräusche?

b) Szene 2:
Wo wurden diese Geräusche wohl aufgenommen?

Welche Geräusche hören Sie?

7. Begriffe klären

K • W • M • R

Die folgenden Begriffe sind nicht, was ihr Name sagt, sondern ...?

Beispiel: Eine Grasmücke ist keine Mücke, sondern ?

Lösung: Ein Vogel (von „mucken", sich vorsichtig bewegen, ducken)

a) Eine Seekuh ist keine Kuh, sondern ?

Lösung: ______________________________

b) Ein Grubenhund ist kein Hund, sondern ?

Lösung: ______________________________

c) Ein Backfisch ist kein Fisch, sondern ?

Lösung: ______________________________

d) Eine Leseratte ist kein Nagetier, sondern ?

Lösung: ______________________________

e) Eine Meerkatze ist keine Katze, sondern ?

Lösung: ______________________________

f) Ein Seepferdchen ist kein Pferd, sondern ?

Lösung: ______________________________

g) Eine Spitzmaus ist keine Maus, sondern ?

Lösung: ______________________________

h) Ein Seeigel ist kein Igel, sondern ?

Lösung: ______________________________

8. Aufträge

K • W • F • M • R

In unzähligen deutschen Wörtern liegt ein Imperativ, also ein Befehl versteckt. Solche Wörter sollen mit Hilfe der gegebenen Umschreibungen gefunden werden. *Beispiel: Ein feierliches Gedicht soll sich nähern!*

Lösung: Komm! Ode - ergibt das Wort „Kommode“

a) Lösche deinen Durst mit einer natürlich vorkommenden Flüssigkeit!

Lösung: ________________________________

b) Friß schnell Botanisches!

Lösung: ________________________________

c) Nimm Maß an Atemwegsorganen!

Lösung: ________________________________

d) Lauf' von hier fort!

Lösung: ________________________________

e) Hoher Offizier, versuche!

Lösung: ________________________________

f) Bereite Speisen zu, Eßgerät!

Lösung: ________________________________

g) Entwickle feuchte Luft, Teigware!

Lösung: ________________________________

h) Fege, Gleichklang!

Lösung: ________________________________

1. Assoziationen K • W • F • R

a) Folgende vier Begriffe haben etwas gemeinsam:
Siedlungen - Duden - Ichendorf - Wirsing

Lösung: ______________________________

____

____

b) Suchen Sie Wörter und Begriffe, die persönliche Fürwörter enthalten (ich, du, er, sie es, wir, ihr, sie, mir, dir, ihm, ihr, uns ...):
*Beispiel: **Siedlung, Essen** ...*

______________________________ ______________________________

______________________________ ______________________________

______________________________ ______________________________

______________________________ ______________________________

______________________________ ______________________________

2. Überlegensfragen K • W • F • R

a) Was ist Trockeneis?

______________________________ ______________________________

______________________________ ______________________________

b) Wodurch hält eine Thermoskanne warm?

______________________________ ______________________________

______________________________ ______________________________

3. Doppelsinn

K • W • M • R

Es wird ein gleichlautendes Wort für ein Tätigkeits- und ein Hauptwort gesucht.

Beispiel: sich bewegen - Niederschlag
Lösung: regen - Regen

a) Sich voll entwickeln - Rundspielzeug

Lösung: ______________________________

b) Ein Gewicht abmessen - erste Betten

Lösung: ______________________________

c) Hinweise geben - Teilzahlungen

Lösung: ______________________________

d) Etwas zur Seite bewegen - Hinterseite

Lösung: ______________________________

e) Teigwaren erhitzen - Wangen

Lösung: ______________________________

f) Zornig sein - Grünfläche

Lösung: ______________________________

g) Erde aufwühlen - Bodenvertiefung

Lösung: ______________________________

h) Herumschleichen - Muster aus Längslinien

Lösung: ______________________________

4. Bildspiel

K • W • F • R

Was unterscheidet diese sizilianische Windmühle von einer holländischen?

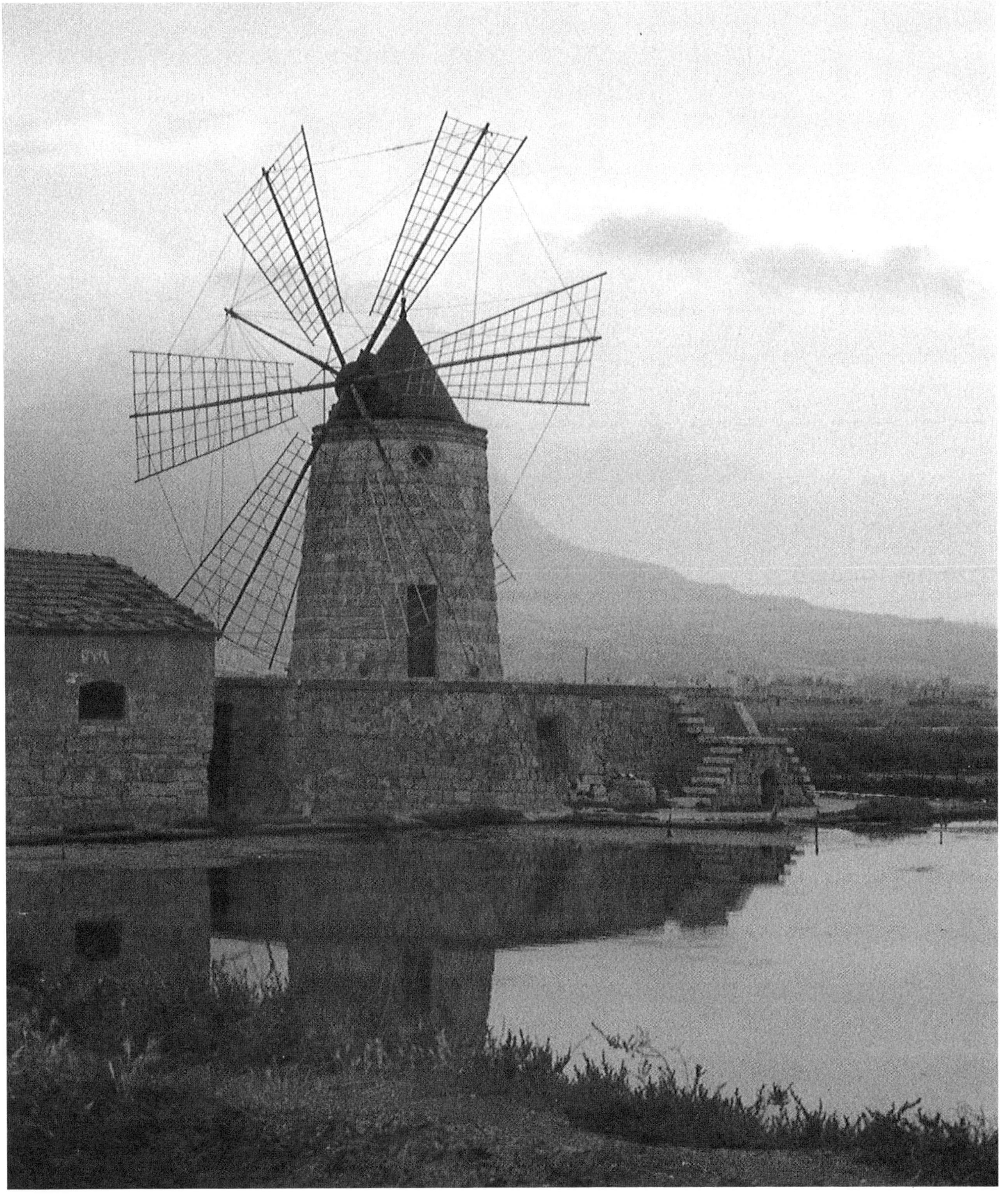

5. Stecker

K • W • M • R

Wer oder was ist wohl gemeint?

a) Das Gesuchte macht 70% des Menschen aus, ist aber weder pflanzlichen noch tierischen Ursprungs.

b) Oft getreten, oft geschluckt, zum Kochen benötigt, des Regens Stoff, der Tränen Salzlöser - das alles bin ich.

c) In allen Aggregatzuständen, also fest, flüssig und gasförmig, bin ich zu finden, aber merkwürdigerweise bin ich flüssig am schwersten.

d) Am Schweiße deines Angesichts bin ich genauso beteiligt wie am morgendlichen Gräsertau.

e) Ein Priester hat meine Anwendung empfohlen.

f) Obwohl man mir das Wort „süß“ zufügt, besitze ich von Natur aus weder Zucker noch Farbe - erst als Mischung bin ich süß, salzig oder bitter.

g) Auch unseren Globus bedecke ich zu 70%.

Lösung: ______________________________

6. Zuordnen

K • M • R

Zu jedem Jungtier gehört ein ausgewachsenes Tier. Welches?

1	Frischling	a	Hund	1/_____
2	Lamm	b	Reh	2/_____
3	Welpe	c	Wildschwein	3/_____
4	Küken	d	Frosch	4/_____
5	Kitz	e	Schaf	5/_____
6	Kaulquappe	f	Henne	6/_____

7. Tastübung

K • W • F • M • R

In jedem der numerierten Tastsäckchen befindet sich ein einzelnes Objekt.

Finden Sie durch Abtasten heraus, um welche Objekte es sich handelt und aus welchem Material diese bestehen.

Tastsäckchen 1: Objekt: ______________________

Material: ______________________

Tastsäckchen 2: Objekt: ______________________

Material: ______________________

Tastsäckchen 3: Objekt: ______________________

Material: ______________________

Tastsäckchen 4: Objekt: ______________________

Material: ______________________

Tastsäckchen 5: Objekt: ______________________

Material: ______________________

Tastsäckchen 6: Objekt: ______________________

Material: ______________________

Tastsäckchen 7: Objekt: ______________________

Material: ______________________

Tastsäckchen 8: Objekt: ______________________

Material: ______________________

8. Außenseiter K • M • R

Ein Begriff paßt nicht in die Gruppe. Finden Sie ihn heraus.

a) Vier Blumen - eine davon ist kein Zwiebelgewächs.
Tulpe - Hyazinthe - Veilchen - Narzisse

Lösung: ____________________

b) Vier pflanzliche Nahrungsmittel - eines ist kein Same.
Bohne - Nuß - Zwiebel - Mohn

Lösung: ____________________

c) Vier Tierprodukte -
eines wird erst nach dem Tod des Tieres gewonnen.
Milch - Honig - Bries - Serum

Lösung: ____________________

d) Vier südamerikanische Staaten - einer davon ist ein Binnenstaat.
Brasilien - Paraguay - Argentinien - Venezuela

Lösung: ____________________

e) Vier organische Substanzen - eine davon ist kein Fett.
Tran - Lanolin - Leinöl - Talg

Lösung: ____________________

f) Vier Insekten - nur eines davon erzeugt Wachs.
Hornisse - Hummel - Drohne - Wespe

Lösung: ____________________

9. Umschreibungen

K • W • M • R

Gesucht sind Begriffe, die Tiere enthalten.

Beispiel: Einer, der zum Freitisch stürzt.

Lösung: Büffettiger

a) Ein leicht merkbares Lied.

Lösung: ____________________

b) Schlechtes Essen.

Lösung: ____________________

c) Ein Feigling.

Lösung: ____________________

d) Ein eleganter, gern im Mittelpunkt stehender Mann.

Lösung: ____________________

e) Ein gestreifter mineralischer Stein.

Lösung: ____________________

f) Die behaarte Frühblüte der Weide.

Lösung: ____________________

g) Ein Stück abgerissener Knorpel in einem Gelenk.

Lösung: ____________________

h) Eine, die gern und viel liest.

Lösung: ____________________

1. Buchstabenversetzspiel - Permutationen K • W • M • R

Aus den vorgegebenen vier Buchstaben sind möglichst viele Wörter mit vier Buchstaben zu bilden. *Beispiel: S R E A: Ares, rase, Sera (Impfstoffe)*

a) A B E R:

____

____

b) A G E L:

____

____

c) B E L I:

____

____

2. Zuordnen K • M • R

Welcher Kopfschmuck gehört zu welchem Besitzer?

1	Diadem	a	Bischof	1/_____
2	Krickel	b	Hirsch	2/_____
3	Tiara	c	Dame	3/_____
4	Schleier	d	preußischer Soldat	4/_____
5	Geweih	e	Papst	5/_____
6	Mitra	f	Gemse	6/_____
7	Pickelhaube	g	Braut	7/_____
8	Lorbeerkranz	h	antiker Olympionike	8/_____

3. Überlegensfragen

K • W • F • M • R

Was bedeuten wohl folgende Gesten? Bilden Sie einen kurzen Satz.

a) Mit der Hand auf und ab winken.

____

b) Langsames Kopfschütteln.

____

c) Handflächen rhythmisch aneinanderschlagen.

____

d) Mit dem Kopf nicken.

____

e) Die Hand des anderen umschließend drücken.

____

f) Den Zeigefinger heben.

____

g) Den Zeigefinger rhythmisch bewegen.

____

h) Den Kopf neigen.

____

4. Hörübung

K • W • F • M • R

Erkennen Sie die einzelnen Geräusche?

Geräusch 1: ______________________________

Geräusch 2: ______________________________

Geräusch 3: ______________________________

Geräusch 4: ______________________________

Geräusch 5: ______________________________

Geräusch 6: ______________________________

Geräusch 7: ______________________________

Geräusch 8: ______________________________

5. Stecker

K • W • M • R

Wer oder was ist wohl gemeint?

1) Ich heiße so nur in Gesellschaft, einzeln würde ich es nie auf einen grünen Zweig bringen.

2) Ich bleibe meistens keiner Farbe treu, und meine Adern werden oft als Nerven bezeichnet.

3) Ich drehe mich nach jedem Wind und bleibe auch meinem Stamm nicht treu, sondern Abfall ist mein Leitsatz.

4) Bin ich gänzlich heruntergekommen, kehre ich fast allen den Rücken zu.

5) Will man Ferien mit mir machen, so muß man mir einen Ochsen vorspannen.

6) Will man einen Propheten aus mir machen, so muß man mir einen Frosch anhängen.

Lösung: ______________________________

6. Aufträge K • W • M • R

Befehle werden zu Hauptwörtern umgewandelt.

Beispiel: Die Aufforderung, etwas mit den Fingern zu berühren und zu fassen, ergibt einen Märchenvogel. Lösung: Greif! - ***Greif***

a) Die Aufforderung, streitend zu ringen, ergibt einen Futterträger.

Lösung: ____________________

b) Die Aufforderung stehenzubleiben, ergibt eine Griffhilfe.

Lösung: ____________________

c) Die Aufforderung, nach etwas zu jagen und es zu erfassen, ergibt eine Fischerbeute.

Lösung: ____________________

7. Dreierauswahl K • M • R

Gegeben sind drei Antworten zur Auswahl. Welche ist richtig?

a) Die Frucht der Erdbeere ist
1) eine Nuß 2) ein Kern 3) eine Beere Lösung:_____

b) Welchen Beruf hat einer, der Computer mit Daten „füttert"?
1) Operator 2) Programmierer 3) Observer Lösung:_____

c) Was ist Myrrhe?
1) Ein Gewürz 2) Ein Salz 3) Ein Harz Lösung:_____

d) Aus wie vielen unterscheidbaren Tönen besteht die chromatische Tonleiter unserer abendländischen Musik?
1) 8 2) 12 3) 11 Lösung:_____

8. **Umschreibungen** - Abschlüsse **K • W • M • R**

Nennen Sie ein anderes gleichbedeutendes Wort (Synonym) für die genannten Begriffe und Umschreibungen:

a) Reifeprüfung ______

b) Rechnungsabschluß ______

c) Additionsergebnis ______

d) Abschluß einer Handwerkslehre ______

e) Rebenernte ______

f) Ehetrennung ______

g) Fest nach Aufsetzen des Dachstuhls ______

h) Letzter Monat des Jahres ______

i) Abschließende Akkordfolge ______

j) Zusammenfassung ______

k) Einbringung des Feldertrags ______

Kennen Sie noch weitere „Abschlüsse“?

______ ______

______ ______

______ ______

______ ______

______ ______

______ ______

______ ______

______ ______

1. Assoziationen K • W • M • R

a) Wie heißt das gemeinsame Bezugswort der genannten Begriffe?

1) Lebkuchen - Gesetze - Spielwaren *Nürnberg*

2) Fenstersturz - Schinken - Moldau ____________________

3) Revolution - Seine - Notre Dame ____________________

4) Donau - Prater - Fiaker ____________________

b) Welche Begriffe und inneren Bilder verbinden Sie mit folgenden Städten?

1) Venedig:

____________________ ____________________

____________________ ____________________

____________________ ____________________

____________________ ____________________

2) Paris:

____________________ ____________________

____________________ ____________________

____________________ ____________________

____________________ ____________________

3) Berlin:

____________________ ____________________

____________________ ____________________

____________________ ____________________

____________________ ____________________

2. Palindrome

K • W • M • R

Es werden Wörter umschrieben, die von vorne nach hinten (Umschreibung 1) und von hinten nach vorne (Umschreibung 2) gelesen einen Sinn ergeben. Wie lauten die gesuchten Wörter?

Beispiel: Dasein - dünne Wolke
Lösung: LEBEN - NEBEL

a) Weinranke - Wildschwein

Lösung: ______________________________

b) Pferdewettlauf - Bruchteil

Lösung: ______________________________

c) Früherer Name von Thailand - Kolbengemüse

Lösung: ______________________________

d) Grautier - Weinernte

Lösung: ______________________________

e) Trug - Nichtwachzustand

Lösung: ______________________________

f) Spielleitung - Berg in der Schweiz

Lösung: ______________________________

g) Falsch - Leibesriemen

Lösung: ______________________________

3. Dreierauswahl K • M • R

Nur eine der drei Antworten ist richtig. Welche?

a) In welcher Jahreszeit befindet sich die Erde am nächsten zur Sonne?
1) Im Frühjahr 2) Im Winter 3) Im Sommer Lösung:____

b) Was ist Malz?
1) Der ausgekochte Süßstoff einer Pflanze
2) Angeröstetes Gerstenkorn
3) Gewärmte Getreidekeimlinge in Flüssigkeit Lösung:____

c) Wozu dient die Perlenbildung?
1) Der Fremdkörperabwehr
2) Der Anlage eines Kalkdepots
3) Der Gewichtsvermehrung Lösung:____

4. Tast-KIM K • W • M • R

Ertasten Sie zuerst in aller Ruhe jeden einzelnen Gegenstand in den acht Tast-Säckchen. Erst wenn Sie alle acht Gegenstände hintereinander ertastet haben, schreiben Sie die Begriffe der Gegenstände auf.
Welcher Gegenstand befindet sich in welchem Säckchen?

Tastsäckchen 1: ____________________

Tastsäckchen 2: ____________________

Tastsäckchen 3: ____________________

Tastsäckchen 4: ____________________

Tastsäckchen 5: ____________________

Tastsäckchen 6: ____________________

Tastsäckchen 7: ____________________

Tastsäckchen 8: ____________________

5. **Allzuwörtlich** - Berufe, die keine sind **K • W • F • M • R**

Beispiel: Einer, der die Lichtpause plissiert - wird zu einem Schmetterling.
Lösung: Nacht - Falter, Nachtfalter

a) Einer, der Schlafstätten anrichtet - wird zu einer wärmenden Unterlage.

Lösung: ______________________________

b) Einer, der Hinterhältiges in glühendem Zustand formt - wird zu einem Intriganten.

Lösung: ______________________________

c) Einer, der einen Flieger konstruiert - wird zu einem Aufenthaltsort für geflügelte Freunde.

Lösung: ______________________________

d) Einer, der Kleinschmutz jagt - wird zu einem Gegenstand ohne praktischen Nutzen.

Lösung: ______________________________

e) Einer, der eine Bläschenansammlung prügelt - wird zu einem Prahler.

Lösung: ______________________________

f) Einer, der Streichinstrumente addiert - wird zu einem Meßgerät.

Lösung: ______________________________

g) Einer, der Wasserbehälter am Firmament schabt - wird zu einem Gebäude.

Lösung: ______________________________

6. Bildspiel **K • W • R**

Wie nennt man diese Art der künstlerischen Flächendekoration?

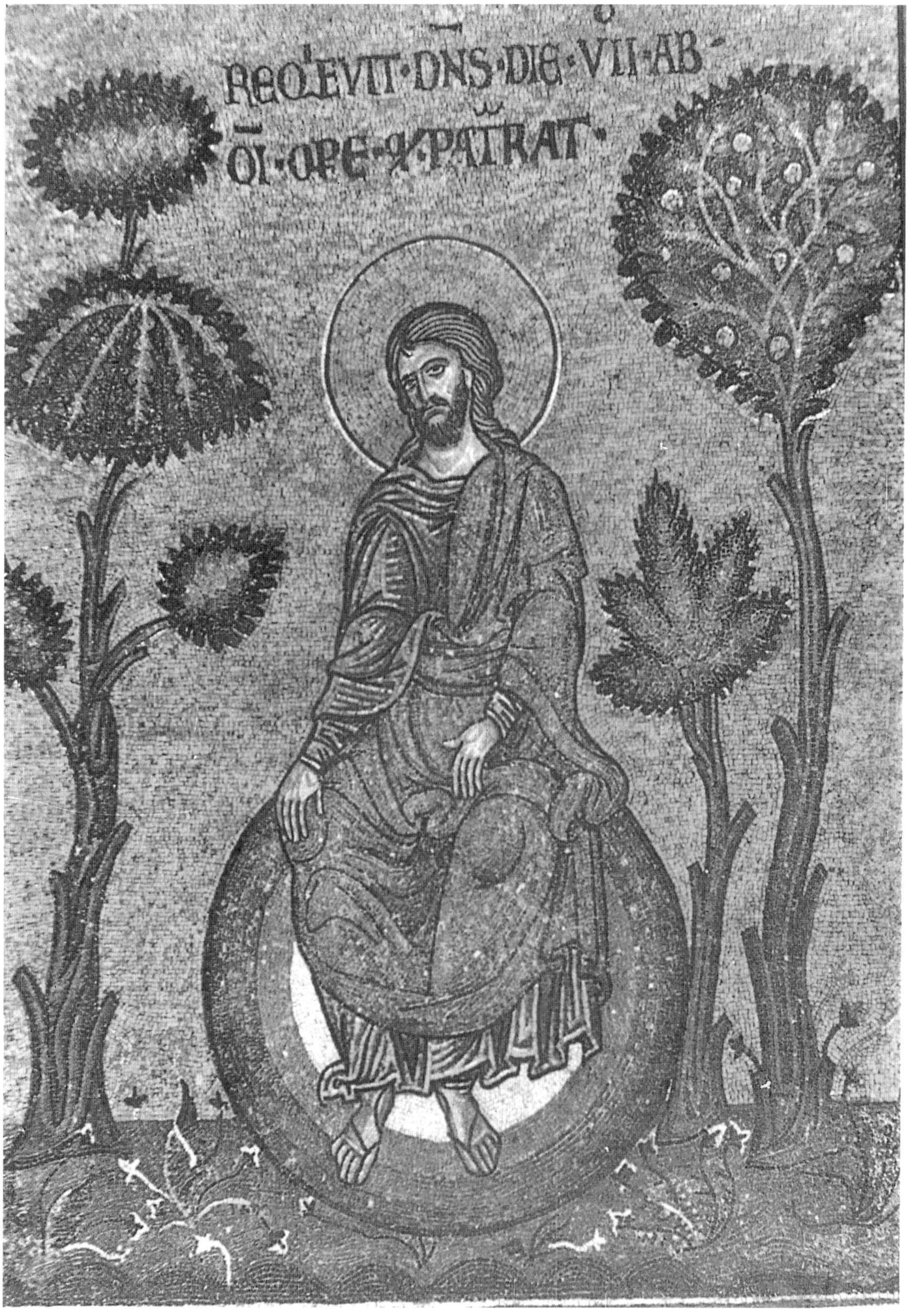

7. Combi K • W • M • R

Alle Lösungswörter der Fragen a) bis d) beginnen mit demselben Buchstaben.

a) Wie nennt man eine „Bischofsmütze“? ____________

b) Wie wird ein Universitätsrektor angesprochen? ____________

c) Wie nennt man den Straßen- oder Brückenzoll? ____________

d) Aus welcher Pflanze gewinnt man Morphium? ____________

8. Doppelsinn - Lückentext K • W • M • R

Wie lautet das fehlende Doppelsinn-Wort (Homonym)?

Die Schulzensur war wirklich schlecht.

Der Vater denkt, wie mach ich's recht?

Soll ich ihn schlagen?

Ich bin ihm leiblich ____________.

Wie wird er's tragen?

Wird's Nutzen bringen?

Zum Herzen dringen?

Bei solchen Fragen

muß man gründlich ____________,

was richtiger, was wichtiger -

als Vater einsichtiger

sein und - verzeih'n.

1. Wort im Wort - Versteckte Tiere K • W

Wie viele Tiere finden sich im Text? Bitte unterstreichen Sie!

Im Palast war an den Mauern und am Graben ein gewaltiger, bärtiger Wächter in Gesellschaft einer Mamsell aufgestellt. Erst einige Leute, und zwar Haitianer, betrunken und mit Keulen als Waffen, konnten die Besetzer des Kupferdachs besiegen.

2. Zuordnen - Variation: K • W • M • R
Tiere und ihre Behausungen

a) Kennen Sie die Unterkunft der genannten Tiere?
Beispiel: Der Fuchs lebt in einem ? *Lösung: Bau*

1) Das Eichhörnchen lebt in einem ? ____________
2) Ein Greifvogel lebt in einem ? ____________
3) Termiten leben in einem ? ____________
4) Eine Häsin lebt in einer ? ____________
5) Eine Käferlarve lebt in einer ? ____________

b) Nennen Sie nun umgekehrt zu den genannten Unterkünften die dazugehörenden Tiere.
Beispiel: Ein Nest ist die Unterkunft von ? *Lösung: Vögeln*

1) Ein Stock ist die Unterkunft von ? ____________
2) Ein Haufen ist die Unterkunft von ? ____________
3) Ein Koben ist die Unterkunft von ? ____________
4) Eine Bank ist die Unterkunft von? ____________
5) Ein Loch ist die Unterkunft von? ____________

3. Zweierauswahl K • M • R

Sind die folgenden Aussagen richtig oder falsch?

a) Der Mensch ist abends kleiner als morgens. richtig / falsch

b) Bewohner höherer Stockwerke sind schwerer als Bewohner unterer Stockwerke. richtig / falsch

c) Luft ist schwerer als Kohlendioxid. richtig /falsch

d) Der Puls eines Säuglings geht langsamer als der Puls Erwachsener. richtig / falsch

e) Die Häkchen von Kletten dienen dem Schutz der Pflanze vor dem Gefressenwerden. richtig / falsch

f) Eis ist leichter als Wasser. richtig / falsch

g) Die Redewendung, „wo Milch und Honig fließt", bedeutet umschrieben, daß dort kein Tier getötet wird. richtig / falsch

4. Wortgerüst - Buchstabenrätsel K • W • M • R

Wie lautet das gesuchte Wortgerüst, auf das die folgenden Umschreibungen zutreffen?

a) Mit „A" nicht hohe Temperatur, ______ A ________

b) mit „E" ein Beil alter Völkerkultur. ______ E ________

c) Mit „I" ein Rock, den ein Inselmann trägt, ______ I ________

d) mit „O", was man beim Schießen bewegt, ______ O ________

e) mit „U" wie man Verehrung des Hohen belegt. ______ U ________

Gesuchtes Wortgerüst: ______________________________

5. Hörübung

K • W • F • M • R

Erkennen Sie die einzelnen Geräusche?

Geräusch 1: ______________________

Geräusch 2: ______________________

Geräusch 3: ______________________

Geräusch 4: ______________________

Geräusch 5: ______________________

Geräusch 6: ______________________

Geräusch 7: ______________________

Geräusch 8: ______________________

6. Stecker

K • W • M • R

Wer oder was ist gemeint?

1) Einer vom Quartett ist ein Ia-Sager.
2) Der Mutter des Zweiten ist ein Wurf gelungen.
3) Der Dritte kann das Mausen und Schnurren nicht lassen.
4) Der Vierte segnet das Zeitliche und trägt stets einen Kamm.
5) Das Quartett ist sehr musikalisch, hat 14 Beine und ein Denkmal.

Lösung: ______________________

7. Unterschiede

K • W • F • M • R

Worin liegt der Unterschied zwischen

a) sauber und rein?

____

____

b) kindisch und kindlich?

____

____

c) Locke und Welle?

____

____

8. Proportionen

K • W • M • R

Bei diesem Spiel sind drei Glieder gegeben. Das vierte wird gesucht nach der Vorschrift: a verhält sich zu b wie c zu d.

a) Parlament verhält sich zu Demokratie wie König zu ?

Lösung: ____________________________________

b) Lunge verhält sich zu Mensch wie ? zu Fisch.

Lösung: ____________________________________

c) ? verhält sich zu Kind wie Henne zu Küken.

Lösung: ____________________________________

9. Redensarten

K • W • F • M • R

Es werden Redensarten umschrieben. Wie lauten sie?

Beispiel: Zu Fuß in Schuhen oder Stiefeln gehen.
Gesuchte Redensart: Auf Schusters Rappen gehen.

a) Statt die Flammen zu löschen, Brennbares zugeben.

Gesuchte Redensart: ______________________

____

b) Unerreichbares zusagen.

Gesuchte Redensart: ______________________

____

c) Da ist etwas nicht Passendes / etwas Schädliches an der Sache zu finden!

Gesuchte Redensart: ______________________

____

d) Auch ohne zu sehen das Richtige finden.

Gesuchte Redensart: ______________________

____

e) Die Erlaubnis zum Weiterfahren erteilen.

Gesuchte Redensart: ______________________

____

1. Summenrätsel K • W • R

Welche Begriffe verbinden Sie mit den genannten Farben?

a) Grün:

____

____

b) Golden:

____

____

2. Redensarten mit Farben K • W • F • M • R

Welche Redensarten oder Begriffe, in denen eine Farbe enthalten ist, stecken hinter folgenden Umschreibungen?

Beispiel: Ein Unschuldsbeweis als Kleidungsstück
Lösung: Weiße Weste

a) Ein Unglücksrabe beim Spiel

Lösung: ________________________________

b) Ein Textil in einer Reizfarbe bei einem Tierspektakel in Spanien

Lösung: ________________________________

c) Dunkles Tier in einer hellen Herde als Sündenbock

Lösung: ________________________________

d) Alles positiv und hoffnungsvoll betrachten

Lösung: ________________________________

3. Combi

K • W • M • R

Alle Lösungswörter der Fragen a) bis d) beginnen mit demselben Buchstaben.

a) Wie hießen die wehrfähigen Einwohner einer Stadt, die speerartige Stangen als Waffen benutzten? ____________________

b) Wie heißt die Wissenschaft von der chinesischen Sprache und Kultur? ____________________

c) Wie heißt naturbelassenes Quellwasser mit Kohlensäure? ____________________

d) Wie heißen die japanischen Ritter, deren Name „dienen“ bedeutet? ____________________

4. Doppelsinn

K • W • M • R

Zu den in einer Reihe genannten Hauptwörtern gehört ein gleichlautendes Tätigkeitswort. *Beispiel: Uhren und Fußgänger ?* *Lösung: gehen*

a) Installateure und Poeten ?

Lösung: ____________________

b) Winde und Trompeter ?

Lösung: ____________________

c) Tenöre und erwischte Ganoven ?

Lösung: ____________________

d) Vulkane und Zigarrenbenützer ?

Lösung: ____________________

5. Geruchsübung

K • W • F • M • R

Riechen Sie an vier Tüchern mit verschiedenen Geruchsstoffen.
Wonach duften die Tücher?
Woran denken Sie, wenn Sie diese Gerüche wahrnehmen?
Verbinden Sie bestimmte Begebenheiten oder Erlebnisse mit den einzelnen Gerüchen?

Geruchsprobe 1 duftet nach: ______________________________

____

erinnert mich an: ______________________________

____

Geruchsprobe 2 duftet nach: ______________________________

____

erinnert mich an: ______________________________

____

Geruchsprobe 3 duftet nach: ______________________________

____

erinnert mich an: ______________________________

____

Geruchsprobe 4 duftet nach: ______________________________

____

erinnert mich an: ______________________________

____

6. Dreierauswahl K • M • R

Nur eine der Antworten 1), 2) oder 3) ist richtig. Welche?

a) Welches der genannten Nahrungsmittel ist am kalorienreichsten?
1) Brot 2) Kartoffeln 3) Bananen

b) Welche der genannten Früchte ist für Diabetiker am wenigsten geeignet?
1) Mandeln 2) Nüsse 3) Maroni

c) Welche der genannten Zuckerarten ist - botanisch gesehen - ein „grasiger“ Zucker?
1) Rübenzucker 2) Rohrzucker 3) Kartoffelzucker

Lösung: a / ____, b / ____, c / ____

7. Stecker K • W • F • M • R

Wer oder was ist wohl gemeint?

1) Einer der Gesuchten fütterte die Vögel, so daß er dann hungrig vor dem süßen Haus stand.

2) Die alte Hausfrau beherbergte den Gast in einem gut verschließbaren Gehäuse und gab ihm kalorienreiche Kost mit Hintergedanken.

3) Als Hausgehilfin hatte sie den weiblichen Gast übernommen, der besonders die Küche zu betreuen hatte.

4) Als die Hausfrau gerade Appetit auf fetten Braten hatte, ließ sie am häuslichen Herd Vorbereitungen treffen, die ihr dann zum Verhängnis wurden.

5) Die selbsternannten Erben brachten die Juwelen, die künftiges Wohlergehen garantierten, zum Vater.

Lösung: ____________________

8. **Allzuwörtlich** - Tiere in anderen Wörtern **K • W • M • R**

Gesucht sind Begriffe, in denen Tiere enthalten sind.
Beispiel: Ein dreister Marder ist ein ? *Lösung: Frechdachs*

a) Ein Lauf als Feigling ist ein ?

Lösung: ______________________________

b) Eine einem Gaul gehörende Mädchenfrisur ist ein ?

Lösung: ______________________________

c) Der Unglücksausdruck eines Haustieres nach Alkoholgenuß ist ein ?

Lösung: ______________________________

d) Der untere Teil der Extremität eines Spornträgers ist ein ?

Lösung: ______________________________

e) Ein schräger Raubtierschweif aus Metall ist ein ?

Lösung: ______________________________

f) Ein schwarzer Vogel im Pech ist ein ?

Lösung: ______________________________

g) Ein sich im Kreis bewegendes wirbelloses schlangenförmiges Tier ist ein ?

Lösung: ______________________________

h) Ein festlich gedeckter Tisch vor einem weißen Hund ist ein ?

Lösung: ______________________________

1. Wortakrobatik K • W • R

Was alles kann man

a) entkernen?

b) abziehen?

c) reiben?

2. Überlegensfragen K • W • F • M • R

a) Warum hat ein echtes Napfkuchenblech in der Mitte einen Kanal?

b) Wie ändert sich das Niveau einer Flüssigkeit (z.B. Wasser), wenn man Zucker in das Gefäß schüttet?

3. Stecker

K • W • M • R

Was bin ich?

1) Ich enthalte Fett, Eiweiß und Kohlenhydrate in Anteilen, die für den Menschen bekömmlich und geeignet sind.
2) Auch Vitamine sind mir eigen.
3) Dazu Metalle und Spurenelemente, wobei Tiere die für mich notwendigen Bestandteile instinktmäßig auswählen. Menschen benötigen meist gedruckte Hinweise von Fachleuten.
4) Natürlich brauche ich auch Ballaststoffe, nicht Schlacken, damit der Transport regelrecht vor sich geht.
5) Das wichtige Lebenselement und andere Säfte, die alles lösen, dürfen dabei nicht fehlen.

Lösung: ______________________________

4. Summenrätsel

K • W • R

Welche Bezeichnungen für „Wind" (spürbar bewegte Luft im Freien) kennen Sie?

Sturm, Orkan, ______________ ______________

______________ ______________

______________ ______________

______________ ______________

______________ ______________

______________ ______________

______________ ______________

______________ ______________

5. Hörübung

K • W • F • M • R

Erkennen Sie die einzelnen Geräusche?

Geräusch 1: ______________________

Geräusch 2: ______________________

Geräusch 3: ______________________

Geräusch 4: ______________________

Geräusch 5: ______________________

Geräusch 6: ______________________

Geräusch 7: ______________________

Geräusch 8: ______________________

6. Begriffe klären

K • W • F • R

Was geschieht eigentlich

a) beim Radieren?

____

____

b) beim Schmelzen?

____

____

c) beim Waschen?

____

____

7. Dreierauswahl K • M • R

Welche der Antworten 1), 2) oder 3) ist richtig?

a) Wer kann sich am schnellsten fortbewegen?
1) Gepard 2) Pferd 3) Wespe Lösung:______

b) Welcher Stoff besteht aus nur einem chemischen Element?
1) Diamant 2) Wasser 3) Rost Lösung:______

c) Wer trägt ein Geweih?
1) Mufflon 2) Elch 3) Gemse Lösung:______

d) Was ist falsch? Wir treffen
1) uns 2) einander 3) sich Lösung:______

8. Allzuwörtlich K • W • M • R

Wie lauten die umschriebenen Begriffe ganz wörtlich, die etwas anderes bezeichnen, als man dem Namen nach vermuten könnte?

Beispiel: Der Niederschlag eines Edelmetalls - wird zu einer Baumblüte.
Lösung: Goldregen

a) Der Beleuchtungskörper eines Herrschers - wird zu einer Pflanze.

Lösung: ______________________________

b) Ein wirbelloses Tier in einem Sinnesorgan -
wird zu einer leicht merkbaren, gängigen Melodie.

Lösung: ______________________________

c) Nächtlicher Niederschlag des erdnächsten Fixsterns -
wird zu einer insektenfressenden Pflanze.

Lösung: ______________________________

9. Bildspiel

K • W • R

Wie nennt man das abgebildete Messer und welche Funktionen hat es?

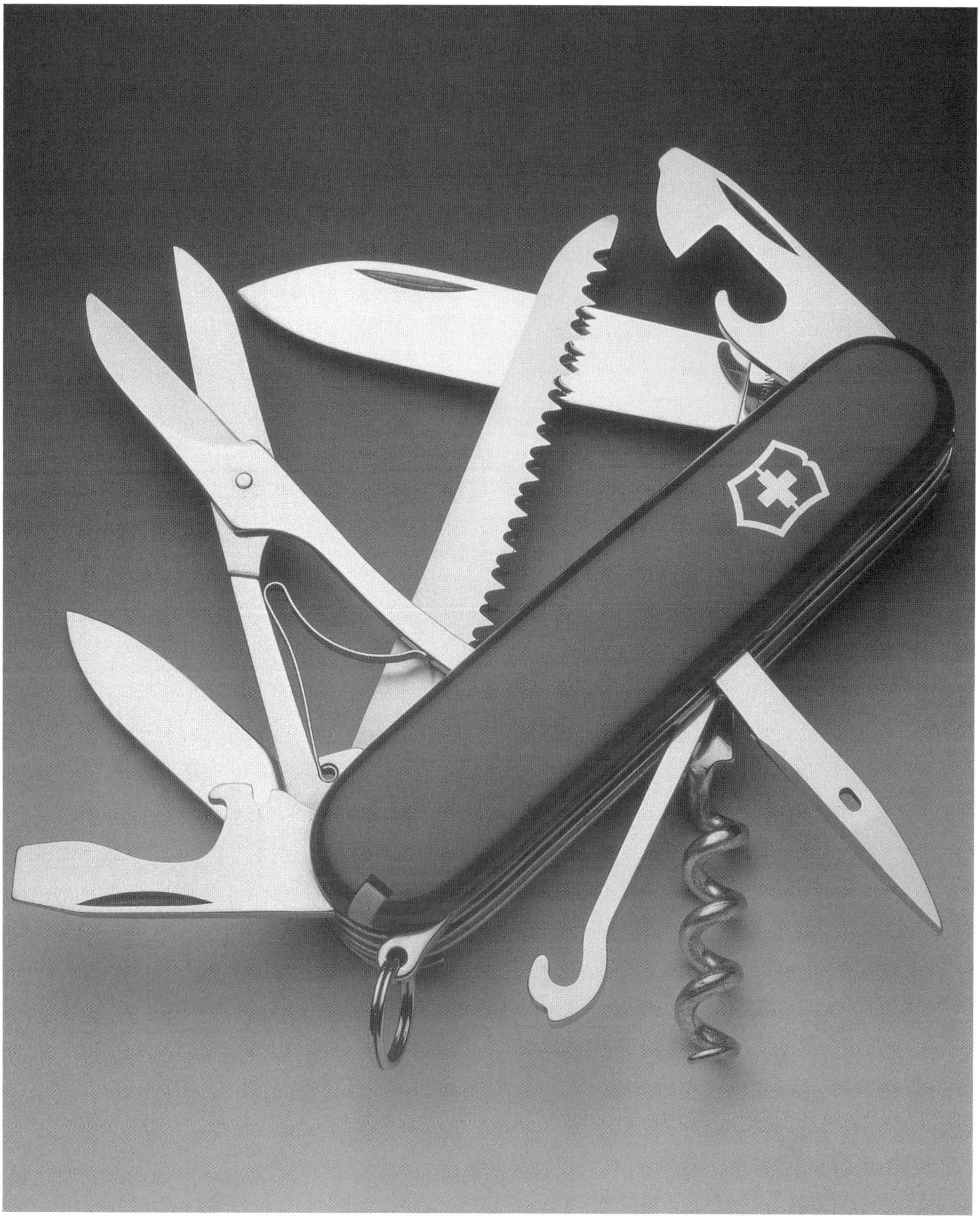

10. Zum Schluß ... K • W • F • M • R

Mit Wasser den Tag beginnen - außen und innen,
Pflanzen der Gesundheit nützen lassen -
Die Verköstigung der Natur anpassen.
Die Glieder regen und kräftig bewegen,
In Harmonie das Leben gewinnen.
Wie heißen die tragenden Stützen,
Die unserem Dasein so nützen?

Lösung:________________________________

Der Gehirnaufbau

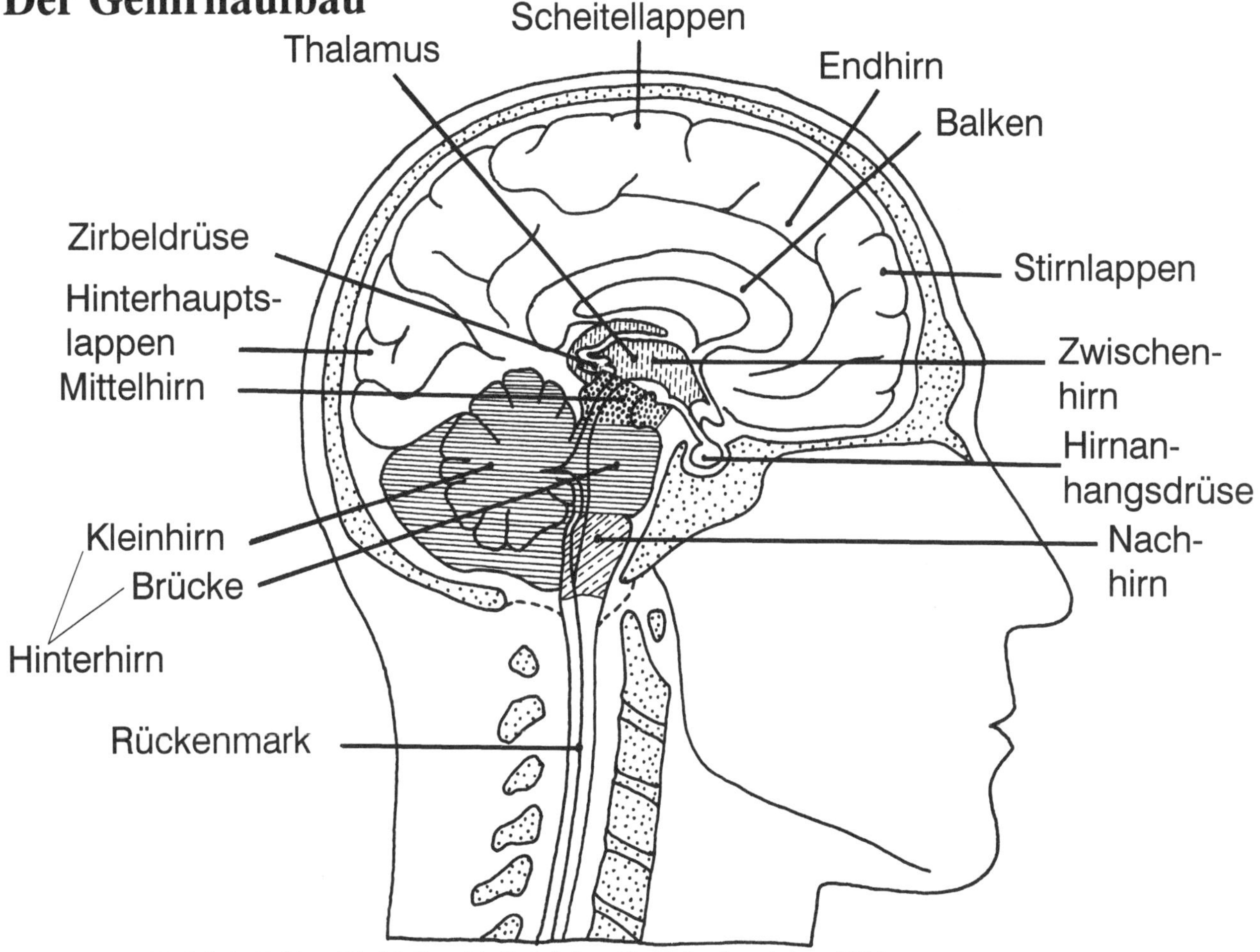

aus: Brauer, H., Michelfelder, H., Müller, E.: Leitfaden Gedächtnistraining, 1995

Malen Sie die entsprechenden Gehirnteile mit den in Klammern bezeichneten Farben aus.

- **Endhirn** *(rot)* mit:
  Stirn-, Schläfen- und **Hinterhauptslappen, Balken**. Anmerkung: In der abgebildeten Seitenansicht des Gehirns ist der **Hippokampus**, der für das Gedächtnis von Bedeutung ist, nicht zu sehen. Er stülpt sich in beide Großhirnhälften symmetrisch in zwei wulstigen Bögen ein.
- **Zwischenhirn** *(grün)* mit:
  Thalamus, Zirbeldrüse, Hypothalamus (in der Zeichnung nicht zu sehen) und **Hypophyse** (Hirnanhangsdrüse).
- **Mittelhirn** *(gelb)*: zwischen Großhirn und
- **Hinterhirn** *(blau)* mit: **Brücke** und **Kleinhirn**.
- **Nachhirn** *(orange):*
  gebildet vom verlängerten Rückenmark (Medulla oblongata).
- **Rückenmark** *(grau)* (Medulla spinalis)

Funktionssysteme des Zentralen Nervensystems

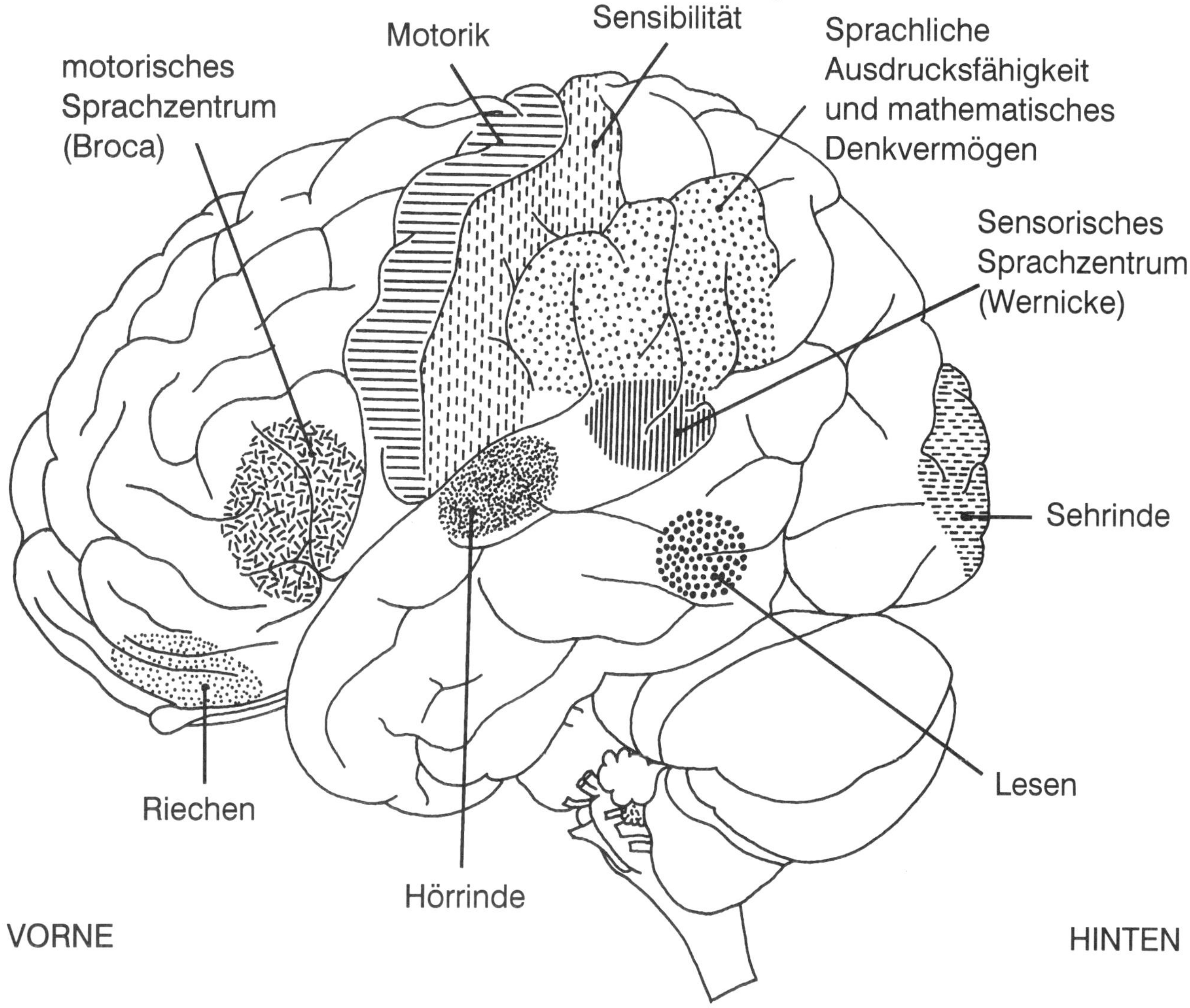

aus: Brauer, H. , Michelfelder, H., Müller, E.: Leitfaden Gedächtnistraining, 1995

Malen Sie die entsprechenden Hirnrindenbereiche mit den in Klammern bezeichneten Farben aus.

- **Bewegung**: Motorik *(rot)*
- **Haut-** und **Tiefensensibilität**: Sensibilität *(blau)*
- **Sehen**: Sehrinde *(gelb)*
- **Hören**: Hörrinde *(grün)*
- **Riechen**: *(violett)*
- **Sprache verstehen**: Sensorisches Sprachzentrum (Wernicke) *(orange)*
- **Sprechen**: Motorisches Sprachzentrum (Broca) *(orange)*
- **Lesen**: Lesezentrum *(rosa)*
- **Rechnen**: Rindenbereich für das mathematische Denken *(grau)*

Asymmetrie des Gehirns

Die in der Tabelle aufgezeigte Hemisphären-Spezialisierung der beiden Hirnhälften ist für die Mehrzahl der Menschen (Rechtshänder) gültig. Bei ihnen ist die linke Hirnhälfte z.B. für sprachliche Funktionen und mathematische Fähigkeiten zuständig. Bei der Mehrzahl der Linkshänder findet sich entsprechend umgekehrt das Sprachzentrum rechts, bei einem kleineren Teil der Linkshänder jedoch ebenfalls links wie bei Rechtshändern oder beidseitig. Trotz der Hemisphärenspezialisierung arbeiten beide Gehirnhälften bei gesunden Menschen bei jeder Hirnleistung auf das engste zusammen und stehen in ständigem Informationsaustausch. Das Gehirn arbeitet also nur ganzheitlich und integrativ.

Linke Hirnhälfte	**Rechte Hirnhälfte**
- motorisches Sprachzentrum (Artikulation, Sprechen, Sprachfluß) - Sensorisches Sprachzentrum (Sprachverständnis, Voraussetzung für Lesen und Schreiben) - Abstraktes Denken - Induktives Denken (Schluß vom Einzelfall auf die Gesamtheit) - Rationales Denken - Mathematisches Verständnis - Zeitliche und örtliche Orientierung - Motorik der rechten Körperhälfte (Rechtshändigkeit)	- Speicherung und Vernetzung, akustischer Wortklang / Bilder - Erfassen von gelesenen oder geschriebenen Buchstabenfolgen - Emotionale Assoziation und Weiterbearbeitung der Informationen der linken Hirnhälfte - Tiefe Affekte (z.B. Trauer, Angst) - Deduktives Denken (Schluß vom Gesamteindruck zum Einzelfall) - Räumliches, dreidimensionales Vorstellungsvermögen - Phantasie und Kreativität - Situative Orientierung

Tab.: Hemisphären-Spezialisierung (z.T. hypothetisch)

aus: Brauer, H. , Michelfelder, H., Müller, E.: Leitfaden Gedächtnistraining, 1995

Ernährung und Gedächtnis

Ernährungsbestandteile und Hirnfunktion:

1. Eiweiße:

____

____

2. Fette:

____

____

3. Kohlenhydrate:

____

____

4. Vitamine:

____

____

5. Mineralstoffe und Spurenelemente:

____

____

6. Flüssigkeitshaushalt:

____

____

Wichtig: Genügend trinken und eine Spätmahlzeit zu sich nehmen!

Krankheit und Gedächtnis

Bei Störungen des Gedächtnisses sollte man immer einen Arzt aufsuchen, um mögliche ursächliche Erkrankungen zu erkennen wie z.B.:

1. **Herzmuskelschwäche und Herzrhythmusstörungen**
   Beide Krankheitsbilder führen zu einer Minderung der Blutmenge, die das Herz dem Körper pro Minute zur Verfügung stellen kann. Einerseits staut sich das Blut in unterschiedlichster Menge in den Geweben an, andererseits kann es bei akut einsetzenden Krankheitsbildern auch zu einer mangelnden Blutversorgung des Gehirns kommen. Müdigkeit, Leistungsschwäche, Konzentrationsstörungen und Minderung der Lernfähigkeit können die Folge sein. Alle Menschen mit Herzmuskelschwäche oder Herzrhythmusstörungen sollten daher regelmäßig ihren Hausarzt befragen.

2. **Bluthochdruck**
   Leider bleibt ein zu hoher Blutdruck oft über längere Zeit unerkannt. Er ist ein wichtiger Risikofaktor für die Verkalkung von Gefäßen und damit z.B. für einen Schlaganfall. Eine Einschränkung der Blutversorgung des Gehirns aufgrund von Gefäßverkalkungen kann zu Sehstörungen, Sprachstörungen, Lähmungen und natürlich auch zu Störungen des Gedächtnisses führen. Daher sollten alle Menschen ihren Blutdruck regelmäßig kontrollieren und gegebenenfalls behandeln lassen, um eine optimale Gehirnfunktion auf lange Zeit hinaus sicherzustellen.

3. **Zuckerkrankheit**
   Eine Zuckerkrankheit bleibt ebenfalls oft über längere Zeit hinweg unerkannt. Sie kann zu Gefäßschädigungen führen mit den unter Punkt 2 beschriebenen Folgen. Eine „Unterzuckerung“, wie sie häufig zu Krankheitsbeginn oder bei Diät- und Medikamentenfehlern auftritt, beeinträchtigt die Gehirnfunktion stark, da das Gehirn auf Zucker als Energiequelle angewiesen ist. Kalter Schweiß, Hunger, aber auch Koordinationsstörungen, das Sehen von Doppelbildern oder Denkstörungen treten auf. Bei Unterzuckerung muß rasch Zucker zugeführt werden, z.B. ein Glas Saft.

Medikamente, Genußgifte und das Gedächtnis

Eine Vielzahl von Medikamenten, aber auch Alkohol und andere Drogen beeinflussen die Leistungsfähigkeit des Gedächtnisses. Dies soll am Beispiel von Schlafmitteln dargestellt werden:

Alle Schlafmittel stören den normalen Schlafablauf. Vor allem die Tiefschlafphasen (REM-Schlaf), die für das geistige und körperliche Wohlbefinden so wichtig sind, werden beeinträchtigt. Eine über längere Zeit anhaltende Störung des REM-Schlafes führt zu schweren Schäden. Daneben tritt bei Einnahme von Schlafmitteln häufig das sogenannte „Überhangphänomen" auf. Die Wirkung des Schlafmittels erstreckt sich nicht nur auf die Nacht, sondern beeinträchtigt auch das Leben am Tage durch das Auftreten von Schläfrigkeit, Aktivitätsverlust, Verlangsamung der geistigen Funktionen und anderer Begleiterscheinungen. Daneben haben viele Schlafmittel eine Vielzahl von Nebenwirkungen, die häufig die Gehirnfunktionen betreffen, wie z.B. Verwirrtheitszustände, apathische Zustände, Müdigkeit und Antriebslosigkeit. Auch besteht bei einigen Substanzgruppen die Gefahr, schlafmittelabhängig zu werden.

Bevor man zu Schlafmitteln greift, ist es wichtig zu wissen, daß ältere Menschen weniger Schlaf benötigen als junge (durchschnittlicher Schlafbedarf pro Tag nach *Leutner*: Kinder: 10 Stunden, Erwachsene 7-8 Stunden, Erwachsene ab 50 Jahren: 5-6 Stunden). Auch das Schlafverhalten ändert sich mit dem Älterwerden: es kommt natürlicherweise zu häufigerem Erwachen und reduzierten Teifschlafphasen. Wenn man also im Vergleich zu früher weniger schläft und öfter erwacht, so ist dies mit zunehmendem Alter völlig normal und sollte nicht Anlaß für die Einnahme von Schlafmitteln sein, die ihrerseits wieder zu Beeinträchtigungen der geistigen Leistungsfähigkeit führen können.

Neben den oben erwähnten Arzneimitteln und Genußgiften wie z.B. Alkohol, die die Gedächtnisfunktionen negativ beeinflussen, gibt es noch eine Vielzahl weiterer Medikamente mit dieser Nebenwirkung. Wenn man regelmäßig Medikamente einnimmt und Beeinträchtigungen seiner Gedächtnisleistung feststellt, sollte man deshalb immer den Hausarzt zu Rate ziehen. Dies ist auch zum Ausschluß von erkrankungsbedingten Hirnleistungsstörungen sehr wichtig.

Das Gedächtnis - Speichermodell

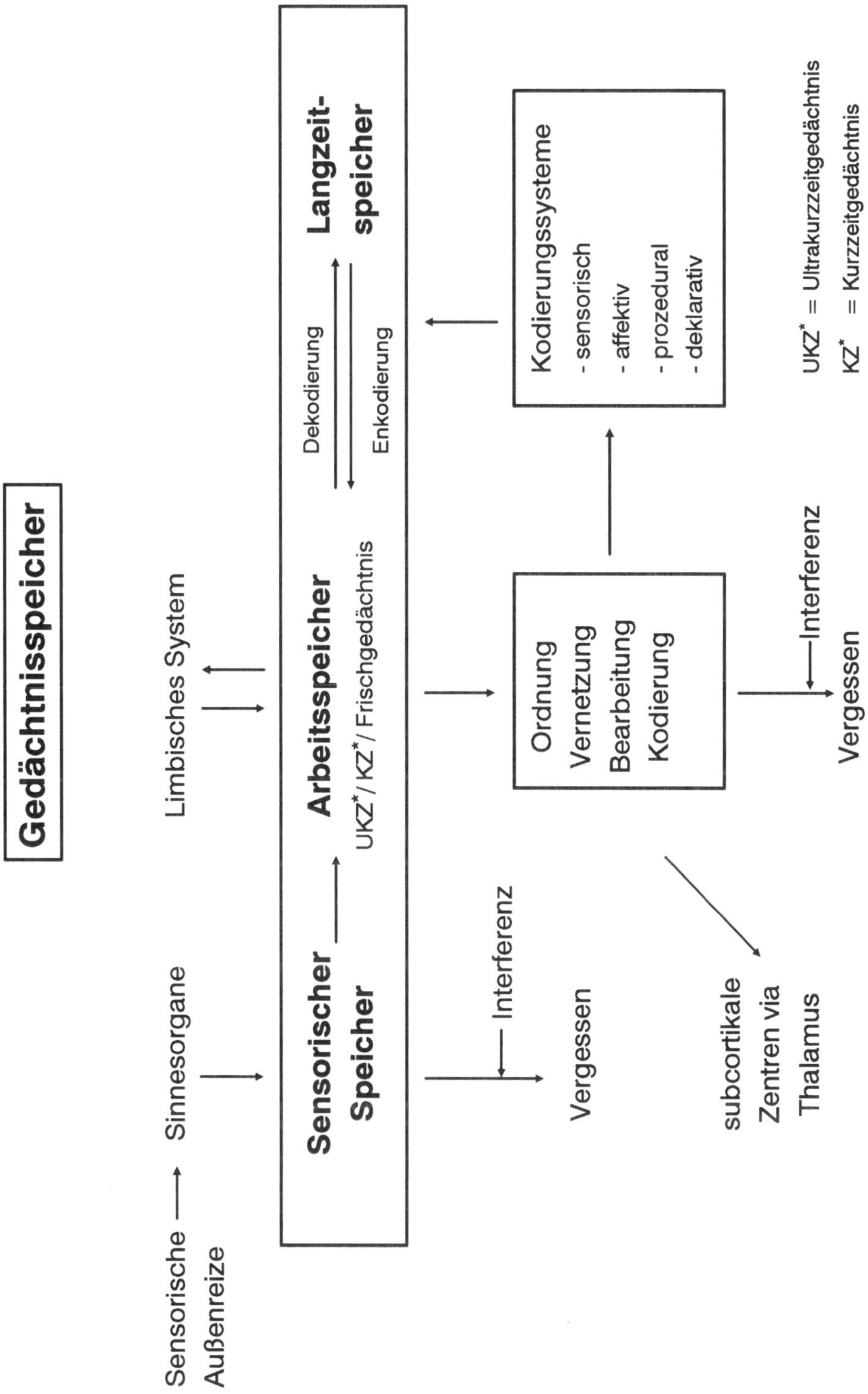

aus: Brauer, H., Michelfelder, H., Müller, E.: Leitfaden Gedächtnistraining, memo verlag H. Ladner, 1995

Veränderungen von menschlichen Fähigkeiten mit steigendem Lebensalter		
Es verringern sich:	**Es bleiben weitgehend erhalten:**	**Es steigern sich:**
Körperliche Eigenschaften und Fähigkeiten		
- Muskelkraft, Beweglichkeit, - Sehvermögen, Hörvermögen, Tastsinn - Widerstandsfähigkeit gegen eine kurzzeitige körperliche Belastung oberhalb der Dauerbelastungsgrenze - Vermögen zur Anpassung an klimatische Umweltbedingungen	- Widerstandsfähigkeit gegen eine körperliche Dauerbelastung unterhalb der Dauerbelastungsgrenze	- Geübtheit (in Abhängigkeit von Art und Dauer der Tätigkeit)
Geistige und seelische Eigenschaften und Fähigkeiten		
- Geschwindigkeit der Informationsaufnahme und -verarbeitung (Reaktionsvermögen) - Kurzzeitgedächtnis - geistige Beweglichkeit und Umstellungsfähigkeit - Risikobereitschaft	- Allgemeinwissen - Fähigkeit zur Informationsaufnahme und -verarbeitung - Konzentrationsfähigkeit - Merkfähigkeit - Lernfähigkeit - Langzeitgedächtnis - Widerstandsfähigkeit gegen psychische Belastungen	- Erfahrung - Geübtheit (in Abhängigkeit von Art und Dauer der Tätigkeit) - Denken, Urteilsvermögen - Kommunikationsfähigkeit - Selbständigkeit, Genauigkeit - Verantwortungsbewußtsein - Reife - Ausgeglichenheit und Beständigkeit - Zuverlässigkeit - Sicherheitsbewußtsein

aus: Brauer, H. , Michelfelder, H., Müller, E.: Leitfaden Gedächtnistraining, memo verlag H. Ladner, 1995

Lernen und Gedächtnis in der zweiten Lebenshälfte

Die Lernfähigkeit des gesunden älteren Menschen bleibt bis ins hohe Alter erhalten. Mögliche Einbußen im Bereich der „fluiden Intelligenz“ (schnelles Denken und Fähigkeit zur Lösung neuartiger Probleme) kann der ältere Mensch durch den bewußten Gebrauch seiner „kristallisierten Intelligenz“ (Erfahrungswissen) und seiner ganzheitlichen Sichtweise ausgleichen. Jedoch kann auch die fluide Intelligenz bis ins hohe Alter z.B. mittels Gedächtnistraining trainiert und erhalten werden.

Gedächtnis in der zweiten Lebenshälfte	
Faktoren positiver Gedächtnisleistung / Besonderheiten	**Faktoren reduzierter Gedächtnisleistung / Besonderheiten**
- Kristallisierte Intelligenz	- Fluide Intelligenz, trainierbar
- Ganzheitlicher Denkansatz ("Vernetzung")	- Einspeicherung und Abrufen von Informationen verlangsamt und erschwert
- Sinnorientiertes Lernen	- Prozedurales System reduziert
- Inhaltliches Lernen vorrangig (Semantisches System)	- Zeitaufwand für Gedächtnisleistungen erhöht
- Unterscheidung von Wichtigem und Unwichtigem	- Gedächtnistrainingspausen wirken negativ
- in der Jugend erworbene Lernstrategien wichtig	- Selektive Aufmerksamkeit zuungunsten der geteilten Aufmerksamkeit
- Kapazität des Arbeits- und Langzeitspeichers anatomisch unverändert	

Tabelle modifiziert nach Abb. 17, aus Brauer, H., Michelfelder, H., Müller, E.: Leitfaden Gedächtnistraining, memo verlag H. Ladner, 1995. Erklärung der verwendeten Begriffe: siehe dort.

Das Gedächtnistagebuch

(Ausführlich in: Michelfelder, H., Leitfaden Gedächtnistraining, memo verlag H. Ladner, 1995)

Mit Hilfe eines Gedächtnistagebuches kann man versuchen, das eigene Gedächtnisproblem näher zu bestimmen und daraus Problemlösungsstrategien zu entwickeln. Dabei wird während einiger Tage (z.B. eine Woche lang) aufgeschrieben, **was** und **wann** etwas vergessen wurde. Auch die mit der Vergeßlichkeit einhergehenden **Gedanken** werden vermerkt. Man fragt sich nach vorausgehenden und nachfolgenden **Bedingungen**, mit denen das Vergessen verbunden war. Auch mögliche **Gründe** und **Folgen** des Vergessens werden notiert. Ist das Gedächtnisproblem erst einmal näher beschrieben, können daraus ganz persönliche Lösungsstrategien entwickelt werden.

Vergessens-Protokoll					
Datum	**Was wurde vergessen?**	**Wichtigkeit (Skala 1-10)**	**Gedanken, die mit dem Vergessen einhergingen**	**Gefühle, die mit dem Vergessen einhergingen**	**Welche Situation ging dem Vergessen voraus?**

Merkstrategien

a) Strategie gegen das Verlegen von Gegenständen:

Verlegen Sie auch öfter Brille oder Schlüssel und verbringen dann viel Zeit damit, diese Dinge wieder zu finden? Dagegen hilft:

Systemisieren - Bewußtmachen - Automatisieren:

Bestimmen Sie einen festgelegten Platz für die Dinge, nach denen Sie häufig suchen (also z.B. ein Schlüsselbrett mit einem bestimmten Haken für den Schlüssel oder eine bestimmte Schublade für Ihre Brille). Legen Sie dann einige Tage ganz bewußt Schlüssel oder Brille an diese bestimmten Orte. Sprechen Sie sich laut vor: „Ich hänge jetzt meinen Schlüssel an das Schlüsselbrett." Dies führen Sie so lange durch, bis diese Verhaltensweisen Ihnen sozusagen „in Fleisch und Blut" übergegangen sind. Nach ungefähr drei Wochen haben Sie das Ablegen Ihres Schlüssels bzw. Ihrer Brille „automatisiert". Ohne Nachzudenken verhalten Sie sich nun so, daß Sie Gegenstände an einem bestimmten Ort wiederfinden. Sie haben den Handlungsablauf „Schlüssel aufhängen" bzw. „Brille ablegen" in ein Verhaltenssystem gebracht, das in Zukunft nicht mehr durchbrochen wird.

Nach: F. Stengel, Gedächtnis spielend trainieren, S. 11 ff.

b) Strategien, um sich Inhalte besser zu merken:

1) Mehrkanaliges Lernen

Je mehr Sinnesorgane bei einem Lernvorgang beteiligt sind (Hören, Sehen, Riechen, Schreiben (Feinmotorik), Fühlen), desto leichter erinnert man sich später an das Gelernte, und desto besser funktioniert das Abrufen von Informationen.

Praktisches Beispiel:

Wenn Sie sich etwas merken möchten, sprechen Sie sich die Information laut vor, schreiben Sie sie auf und führen Sie mit anderen Menschen Gespräche über den entsprechenden Sachverhalt.

Dazu ermuntert das Gedächtnistraining nach der Stengel-Methode. Auch alle Sinnesübungen (Bildspiele, Hör-, Tast- und Geschmacksübungen) fördern gezielt die Funktion der Sinnesorgane.

Merkstrategien (Fortsetzung)

b) Strategien, um sich Inhalte besser zu merken (Fortsetzung)

2) Strukturieren, Ordnen und Kategorisieren

Informationen, die man sich merken will, werden mit bereits bestehenden Gedächtnisinhalten in Beziehung gebracht, gewichtet und in eine Rangordnung eingebaut. Solche „hierarchisch strukturierten Abrufpläne“ können zum Lernen verschiedenster Informationen verwendet werden. Das Strukturieren, Ordnen und Kategorisieren wird im Gedächtnistraining nach Stengel z.B. in den Spielarten „Unterordnung“, „Überordnung“, „Außenseiter“, „Innenseiter“, „Unterschiede“, „Gegensätze“ u.a. trainiert.

Praktisches Beispiel:

Sie müssen folgende Lebensmittel besorgen: 2 Liter Milch, Toastbrot, Tomaten, Kartoffeln, Butter, 200g Salami, 3 Becher Joghurt, Zwiebeln und Papiertaschentücher.

Lesen Sie die Liste einmal durch. An welche Waren können Sie sich noch erinnern?

Ordnen Sie die Waren auf der Einkaufsliste den Oberbegriffen: *Milchprodukte*, *Obst und Gemüse*, *Fleisch und Wurst* und *Kosmetikartikel* zu. Rufen Sie sich nun die Oberbegriffe mit den dazugehörenden Unterbegriffen in Erinnerung.

c) Strategie, um sich Zahlen besser zu merken:

Gruppieren und Rhythmisieren

Gruppieren und Rhythmisieren bedeutet, daß Sie eine zu merkende Zahlenreihe (z.B. eine Telefonnummer) in Zahlengruppen unterteilen und sich diese Zahlengruppen mit einem Sprachrhythmus verbunden merken.

Praktisches Beispiel:

Die Nummer 5819045 kann z.B. in die drei Zahlengruppen 58 19 045 zerlegt werden. Beim lauten Vorsprechen verbinden Sie diese Gruppierung mit einer bestimmten Sprachmelodie und einem Sprachrhythmus, die Ihnen das Abrufen erleichtern.

(aus: Brauer, H., Michelfelder, H., Müller E.; Leitfaden Gedächtnistraining, 1995)

Bewegungsübung

→ Dehnung und Lockerung des Schulter-Nacken-Bereiches

Setzen Sie sich aufrecht hin und lassen Sie Ihre Arme seitlich ganz entspannt am Körper hängen.

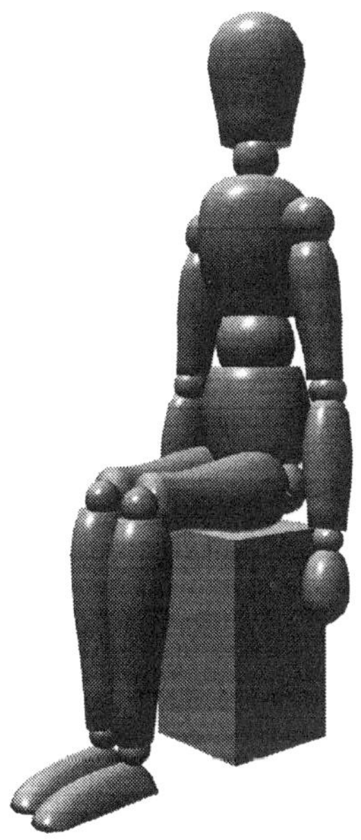

Führen Sie dann die Schultern in einem Halbkreis zuerst nach vorne und dann nach hinten.

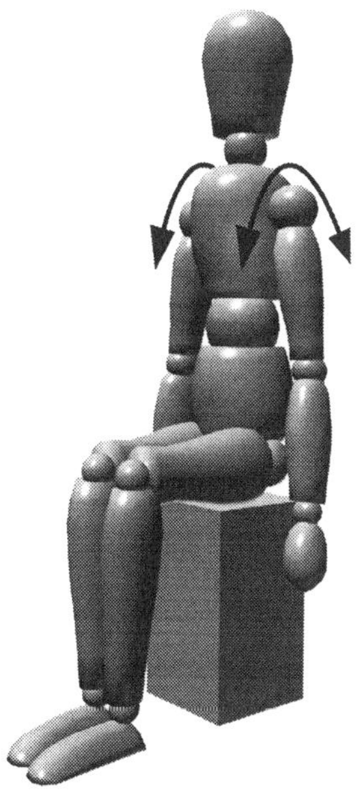

Wiederholen Sie diese Bewegung 10- bis 15mal.

Bewegungsübung

→ Dehnung und Lockerung des Schulter-Nacken-Bereiches

Setzen Sie sich aufrecht hin und lassen Sie Ihre Arme seitlich ganz entspannt am Körper hängen.

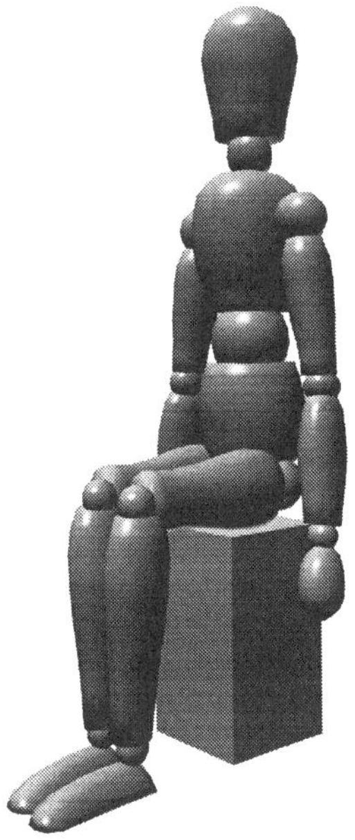

Ziehen Sie beide Schultern gleichzeitig in Richtung Ihrer Ohren und lassen Sie sie ganz locker wieder fallen.

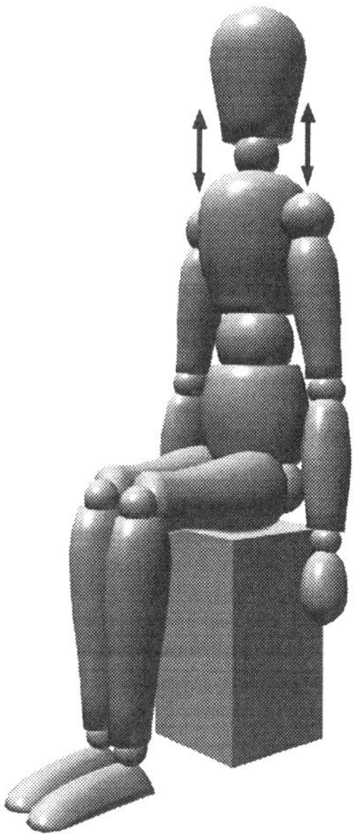

Wiederholen Sie diese Bewegung 10- bis 15mal.

Bewegungsübung

→ Dehnung und Lockerung des Schulter-Nacken-Bereiches

Setzen Sie sich aufrecht hin und lassen Sie Ihre Arme seitlich ganz entspannt am Körper hängen.
Ziehen Sie zuerst die linke und dann die rechte Schulter abwechselnd nach oben und lassen Sie sie wieder locker fallen.

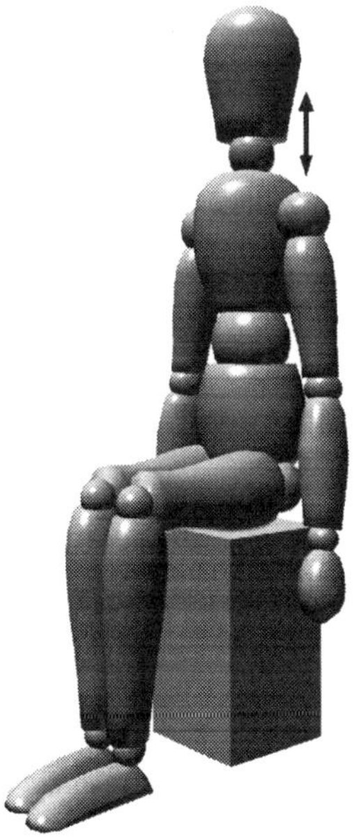

Wiederholen Sie diese Bewegung 10- bis 15mal.

Hat eine Schulter einen größeren Bewegungsspielraum als die andere?
Gibt es Verspannungen?
Versuchen Sie, locker zu lassen und den Schultergürtel nach allen Richtungen hin gut durchzubewegen.

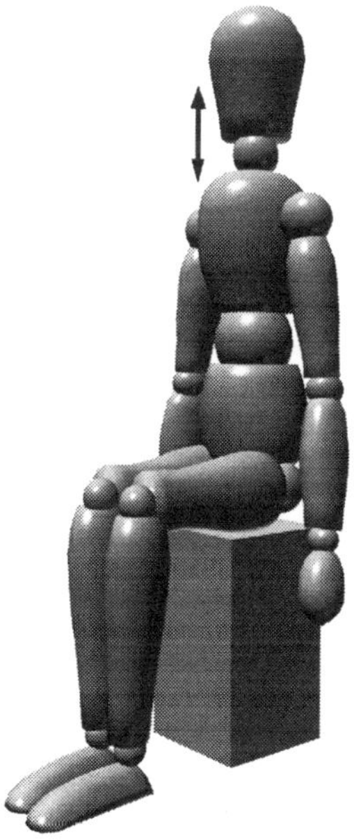

Bewegungsübung

→ Dehnung und Lockerung des Schulter-Nacken-Bereiches

Legen Sie die Hände verschränkt auf den Hinterkopf und halten Sie sich ganz gerade. Bewegen Sie das Kinn langsam solange in Richtung Brustbein, bis Sie einen leichten Dehnungsreiz im Nacken spüren. Atmen Sie dabei aus.

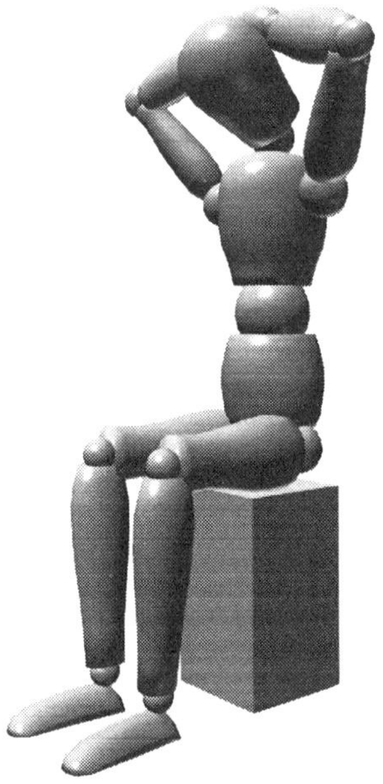

Führen Sie dann den Kopf in seine senkrechte Ausgangslage zurück.
Mit Ihren am Hinterkopf verschränkten Händen können Sie den Druck in Richtung Brustbein regulieren.

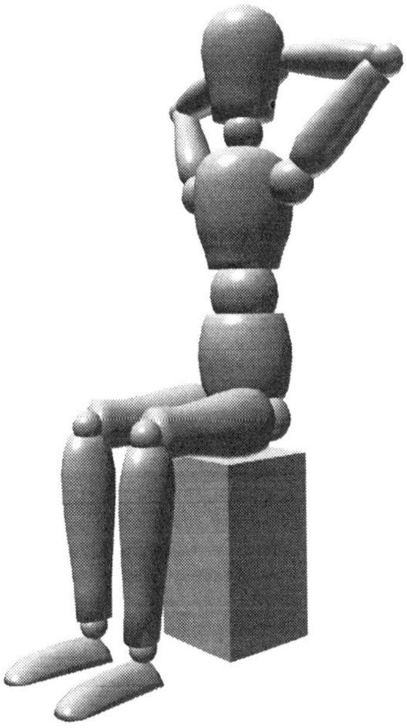

Wiederholen Sie diese Bewegung dreimal.

Bewegungsübung

→ Kräftigung der Halsmuskulatur

Setzen Sie sich ganz aufrecht und gerade hin und blicken Sie geradeaus nach vorn.
Legen Sie nun den Handinnenballen Ihrer rechten Hand an Ihr Kinn und drücken Sie mit dem Kinn gegen den Handinnenballen.
Dabei Kopf und Hals ruhig halten, da es sich um eine statische Kräftigungsübung handelt.

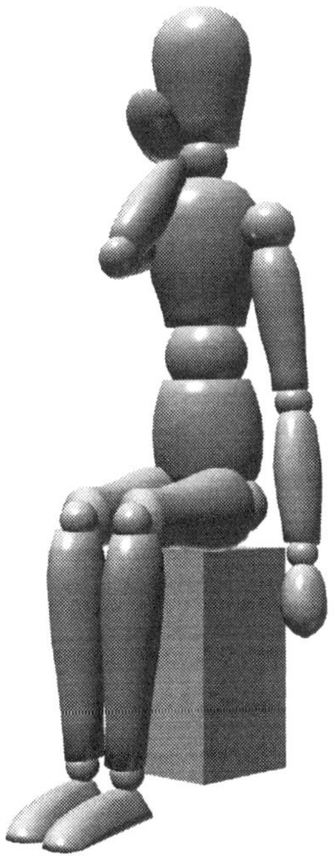

Nun locker lassen.

Wiederholen Sie die Übung mit Ihrem linken Handinnenballen.

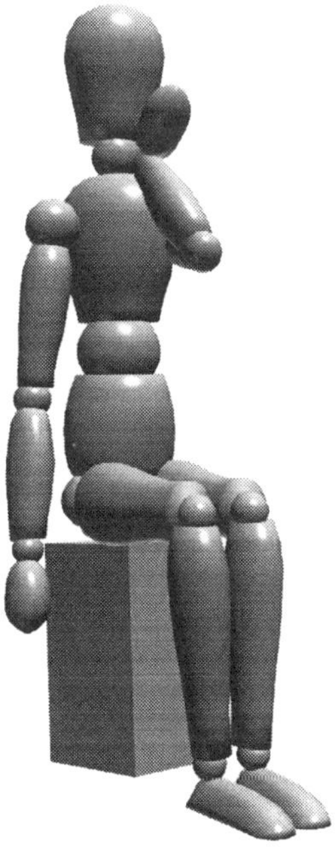

Diese Übung wird 2- bis 3mal durchgeführt.

Bewegungsübung

→ Kräftigung der Hals- und Armmuskulatur

Setzen Sie sich ganz aufrecht und gerade hin.
Ihr Blick ist geradeaus nach vorne gerichtet.
Legen Sie nun die Handfläche Ihrer rechten Hand auf Ihre Stirn.
Drücken Sie ihre Stirn gegen ihre Handfläche.
Dabei Kopf und Hals ruhig halten, da es sich um eine statische Kräftigungsübung handelt.
Lassen Sie nun wieder locker.

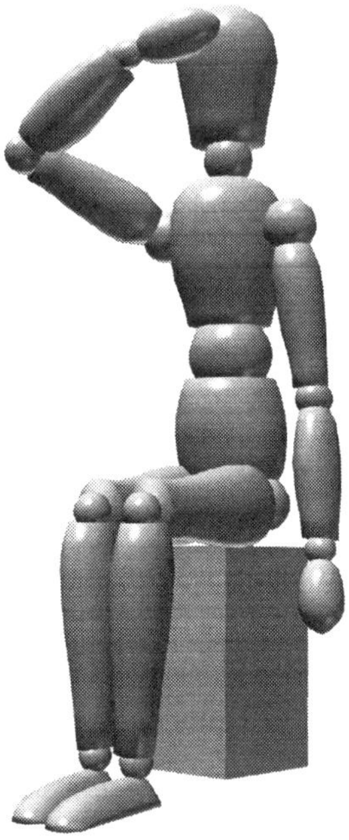

Wiederholen Sie die Übung mit Ihrer linken Handfläche.

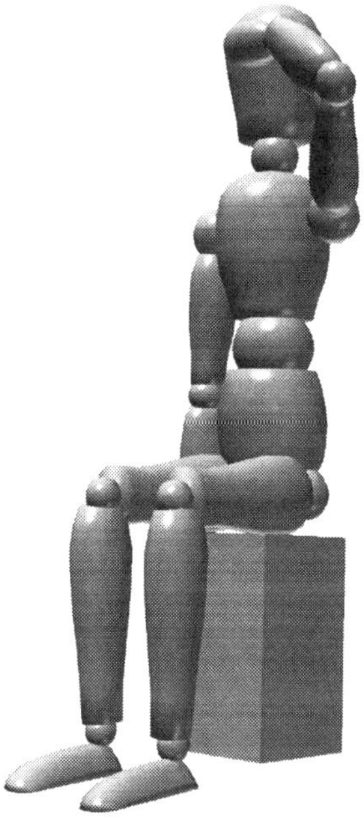

Diese Übung wird 2- bis 3mal durchgeführt.

Bewegungsübung

→ Dehnung der Hals- und Schultermuskulatur

Schauen Sie sich selbst einmal über die Schulter!
Drehen Sie dazu in aufrechter Sitzhaltung den Kopf langsam nach links, wobei Sie den Kopf jedoch nicht in den Nacken legen dürfen.
Sobald Sie einen Widerstand spüren, beenden Sie die Drehung.
Führen Sie den Kopf langsam wieder in die Ausgangsstellung zurück.

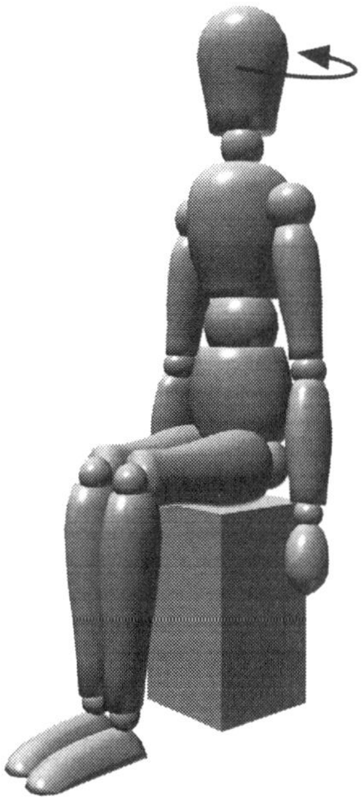

Nun folgt der Blick über die rechte Schulter.
Drehen Sie den Kopf langsam nach rechts, bis Sie auch hier einen Wiederstand fühlen.
Auch hier gilt: Kopf keinesfalls in den Nacken legen.
Führen Sie den Kopf langsam wieder in die Ausgangsstellung zurück.

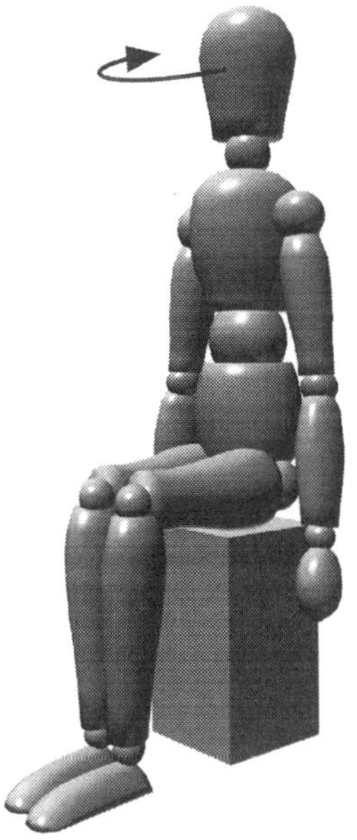

Wiederholen Sie die Übung behutsam noch einmal.

Bewegungsübung

→ Förderung der Durchblutung in den Unterarmen

Lassen Sie die Arme locker neben Ihrem Körper hängen. Öffnen und schließen Sie Ihre Fäuste 20mal schnell hintereinander.
Stellen Sie sich dabei vor, Sie zerdrückten eine Walnuß.

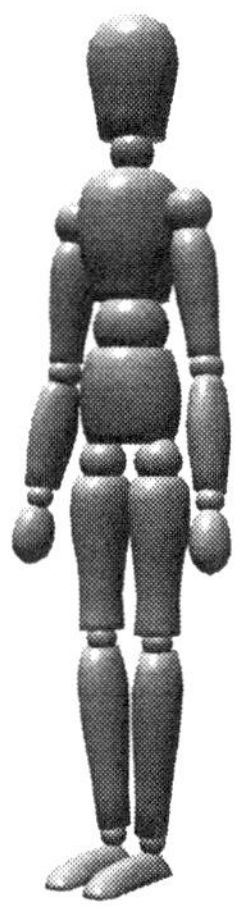

Lassen Sie danach die Arme wieder locker hängen und schütteln Sie sie gut aus.
Wiederholen Sie die Übung mit waagerecht gehaltenen Armen.

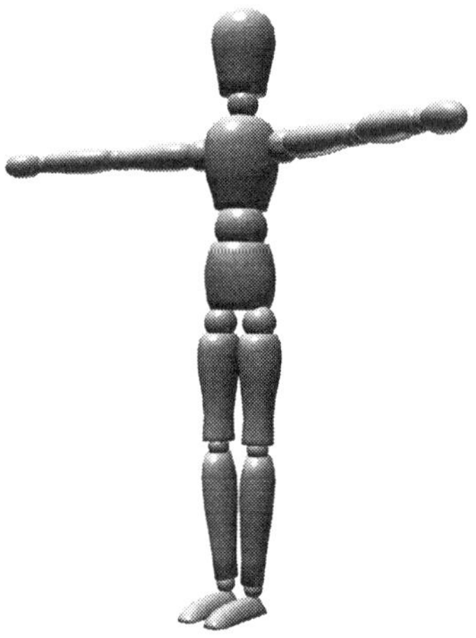

Lassen Sie nun wieder die Arme locker hängen und schütteln Sie sie gut aus.
Wiederholen Sie die Übung ein letztes Mal mit nach oben gereckten Armen.
Danach ebenfalls wieder die Arme gut durch Schütteln lockern.

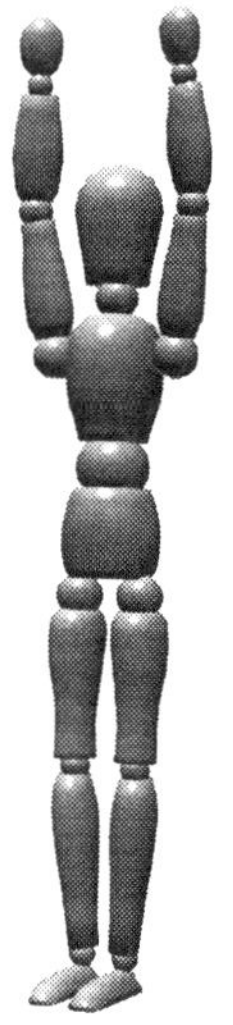

Bewegungsübung

→ Dehnung der Brust- und Schultergürtelmuskulatur

Drehen Sie mit nach oben gestreckten Armen Ihre Handinnenflächen zur Decke.
Ziehen Sie nun mit einer Hand die andere Hand in Richtung Decke, während Sie ganz normal weiter atmen.
Ziehen Sie, bis Sie einen Dehnungsreiz spüren.

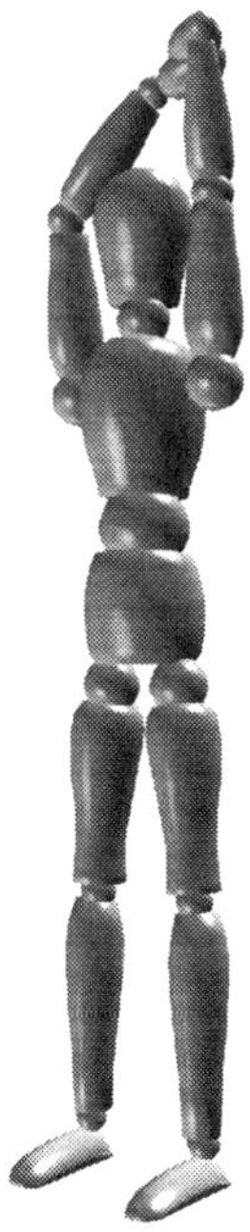

Lassen Sie dann wieder locker.

Wiederholen Sie die Übung mit der anderen Hand.

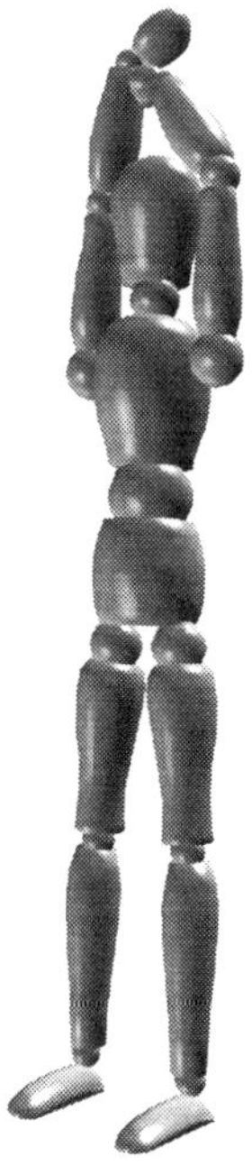

Dehnen Sie jede Seite 3- bis 5mal.
Anschließend lassen Sie Ihre Arme auf beiden Seiten locker baumeln und schütteln Sie sie aus.

Bewegungsübung

→ Kräftigung des Brustmuskelbereichs

Setzen Sie sich ganz aufrecht und gerade hin.
Halten Sie Ihre waagerecht nach vorne ausgestreckten Arme so, daß sich beide Handinnenflächen berühren.
Drücken Sie nun die Arme ausgestreckt aneinander.
Dabei gleichmäßig weiteratmen.
Halten Sie die Spannung ungefähr sechs Sekunden lang.
Diese statische Übung können Sie dreimal wiederholen.
Lassen Sie dann die Arme wieder sinken und schütteln Sie sie locker aus.

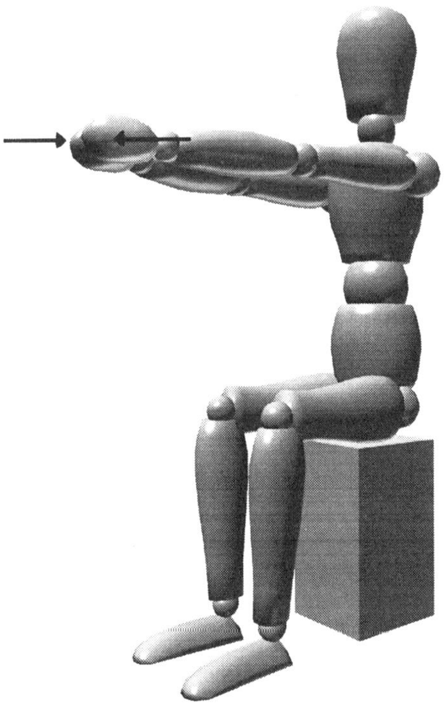

Bewegungsübung

→ Steigerung der Beweglichkeit im Knöchelbereich

Setzen Sie sich ganz aufrecht und gerade hin.
Heben Sie nun beide Füße vom Boden, indem Sie Ihre Beine im Kniegelenk strecken.
Kreisen Sie nun mit beiden Füßen gleichzeitig dreimal nach rechts, und dreimal nach links.

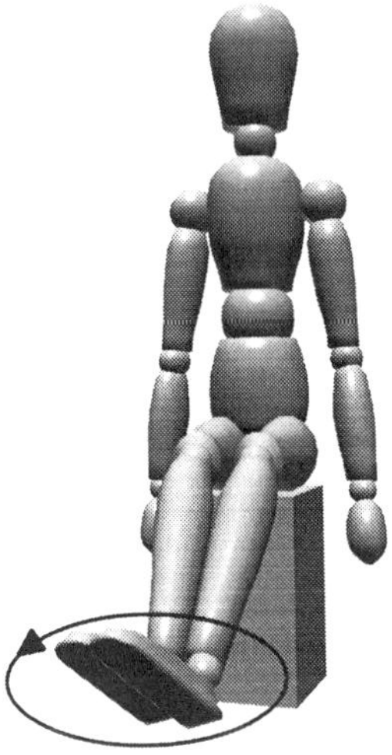

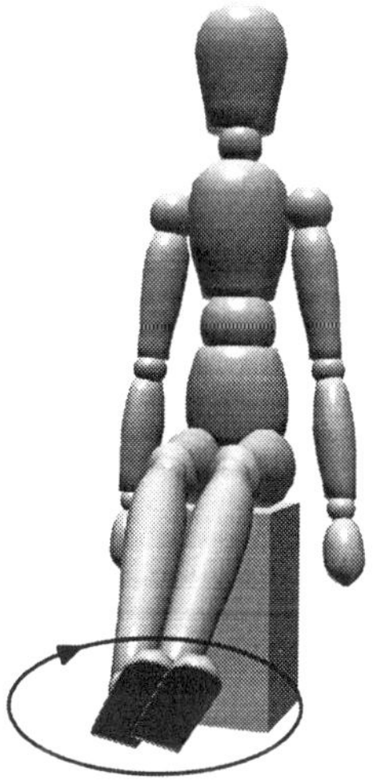

Danach kreisen Sie mit den Füßen dreimal von innen nach außen und dreimal von außen nach innen.

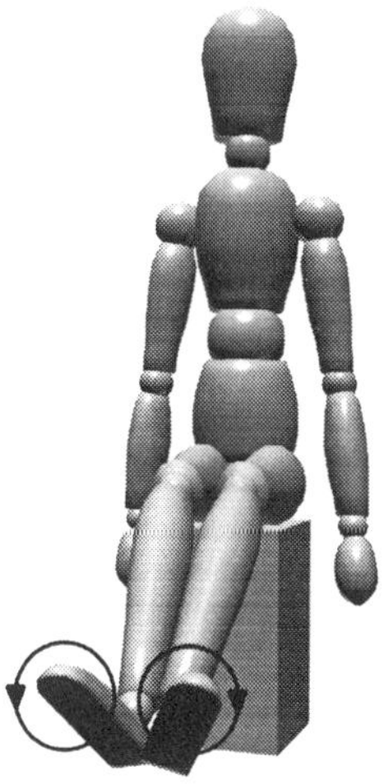

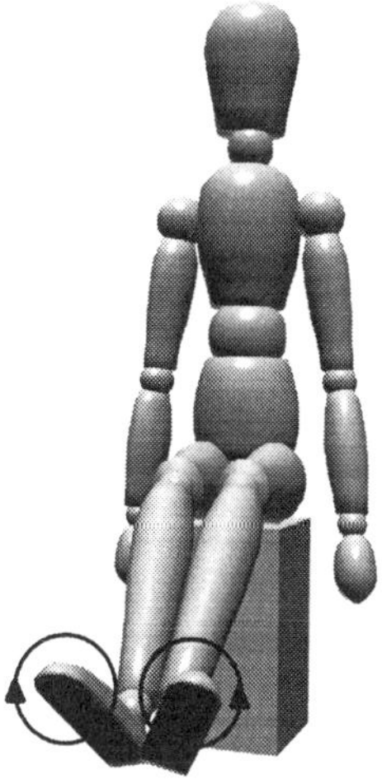

Bewegungsübung

→ Steigerung der Hüft- und Rumpfbeweglichkeit

Stehen Sie aufrecht und stellen Sie Ihre Beine hüftbreit.

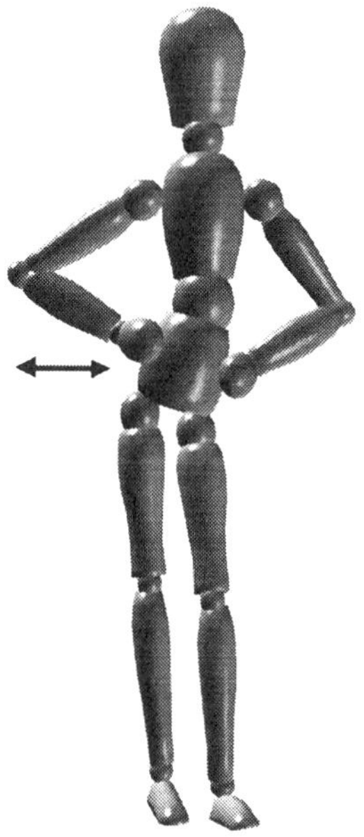

Legen Sie Ihre Hände in die Hüften und schieben Sie langsam die Hüften nach rechts.
Achten Sie darauf, daß Ihr Oberkörper aufrecht bleibt und nur die Hüfte zur Seite geschoben wird.

Kehren Sie nun zur Ausgangsstellung zurück.

Schieben Sie nun die Hüften nach links.
Achten Sie auch hier wieder darauf, daß der Oberkörper aufrecht bleibt und nur die Hüfte zur Seite geschoben wird.

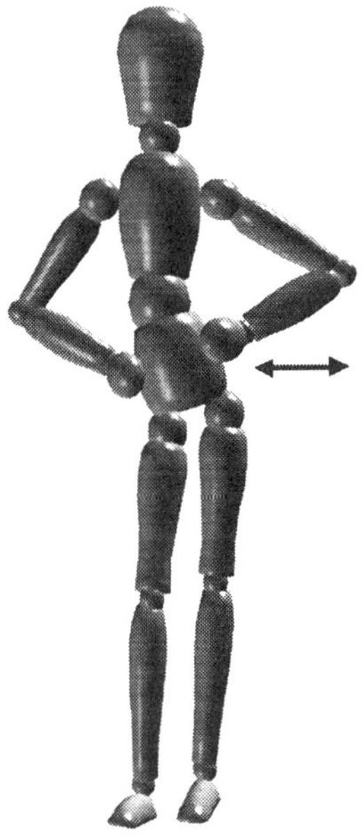

Wiederholen Sie diese Übung 3- bis 6mal.

Franziska Stengel

„Heitere Gedächtnisspiele“

Training zur geistigen Konzentration

Spielleiterbände 1 (3-929317-**85-0**) und **2** (3-929317-**89-3**)
führen in die Gruppenarbeit des Gedächtnistrainings ein.
Die Loseblatt-Ausgaben enthalten: Je 10 Spielrunden mit Übungen, Stichwortverzeichnis zu 16 Themen für themenbezogene Spielrunden, Spielanleitungen, ausführliche Lösungen sowie weiterführende Informationen und Anregungen.

Spielmappen 1 (3-929317-**87-7**) und **2** (3-929317-**90-7**)
für die schriftliche Bearbeitung aller Übungen. Mit Kurzlösungen zur Eigenkontrolle.
Für Kursteilnehmer und Alleintrainierende.

Tonkassette 1 (3-929317-**86-9**) **mit Hörübungen**
(Lieder-, Instrumente-, Tierlaute und Geräuscheraten)

Die **neue Generation** von **praxisgerecht und detailliert ausgearbeiteten Materialien**:

Spielleiterband 3 (3-929317-**78-8**)
bietet 12 Spielrunden mit Übungen, 12 Theorie- und 12 Bewegungsbausteine.
Jede Übung wird ergänzt durch detaillierte pädagogische Hinweise, Darstellung der einzelnen Trainingsziele sowie Beispiele für den Übungstransfer in den Alltag.

Kopiervorlagen im Großdruck mit 8 farbigen Overhead-Folien
im stabilen Ordner (DIN A 4-Format) für Arbeitsblätter der Teilnehmer (3-929317-**79-6**).

Begleitheft für Therapie und Pflege (3-929317-**24-9**)
mit einer Fülle von Hinweisen für das symptomorientierte Training, das biographische Arbeiten und das gesprächsbetonte Training am Krankenbett.

Tonkassette 3 (3-929317-**77-x**) / **Compact-Disc 3** (3-929317-**20-6**) **mit Hörübungen**
(40 Geräusche aus der Umwelt)

Übungsbuch A (3-929317-**21-4**),
Übungsbuch B (3-929317-**22-2**) und
Übungsbuch C (3-929317-**23-0**)
für Alleintrainierende mit jeweils vier Spielrunden und Lösungen.

Tast-Set (3-929317-**99-0**)

mit vielen Übungen für die taktile Wahrnehmung und das Tastgedächtnis.
8 numerierte Tastsäckchen aus Baumwolle mit doppeltem Kordelzug, 25 x 30 cm,
mit 8 Tastobjekten aus verschiedenen Materialien und ausführlicher Trainingsanleitung.

memo verlag Hedwig Ladner, Vaihinger Landstr. 63, D-70195 Stuttgart

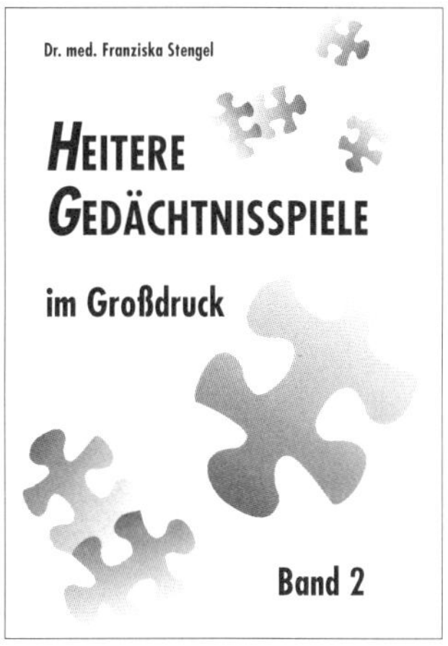

Dr. med. Franziska Stengel

Heitere Gedächtnisspiele im Großdruck

je 72 Seiten, 2 Abbildungen,
DIN A5-Format, Ringbuch

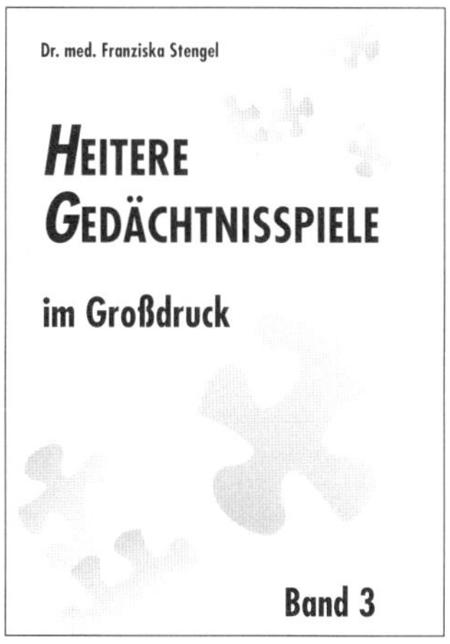

Band 1: ISBN 3-929317-**61-3**
Band 2: ISBN 3-929317-**62-1**
Band 3: ISBN 3-929317-**63-x**
Band 4: ISBN 3-929317-**64-8**

Weitere Bände erscheinen in vierteljährlichen Abständen

Gesprächsbetontes Gedächtnistraining in der aktivierenden Pflege
Symptomorientiertes Training in Therapie und Rehabilitation

Die Konzeption der neuen Buchreihe nach der wissenschaftlich überprüften Methode von Dr. med. Franziska Stengel im handlichen Format und anwendungsfreundlicher Spiralbindung in überschaubarem Umfang ist in mehrerlei Hinsicht bemerkenswert:

- ☑ **Kommentierte Übungen in 20-Punkt-Schrift mit Lösungen**
- ☑ **Gesprächsbetontes Denk- und Gedächtnistraining**
- ☑ **Gedächtnistraining „mit allen Sinnen"**
- ☑ **Tabellen für symptomorientiertes Gedächtnistraining**
- ☑ **Praktische Hinweise für das Training am Krankenbett**
- ☑ **Tips für pflegende Angehörige**
- ☑ **Anregungen für das biographische Arbeiten**

memo verlag Hedwig Ladner, Vaihinger Landstr. 63, D-70195 Stuttgart